单颗牙种植技术
The Single-Tooth Implant
前牙及后牙拔牙窝微创种植方案
A Minimally Invasive Approach for Anterior and Posterior Extraction Sockets

U0322674

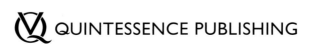
QUINTESSENCE PUBLISHING

Berlin | Chicago | Tokyo
Barcelona | London | Milan | Mexico City | Paris | Prague | Seoul | Warsaw
Beijing | Istanbul | Sao Paulo | Zagreb

The Single-Tooth Implant
单颗牙种植技术

A Minimally Invasive Approach for Anterior and Posterior Extraction Sockets
前牙及后牙拔牙窝微创种植方案

（美）丹尼斯·塔诺
（Dennis P. Tarnow）

（美）斯蒂芬·朱
（Stephen J. Chu）

编著

牛丽娜　冯志宏　董　岩　李志进　主译

北方联合出版传媒（集团）股份有限公司
辽宁科学技术出版社
沈 阳

图文编辑

杨 帆 刘 娜 张 浩 刘玉卿 肖 艳 刘 菲 康 鹤 王静雅 纪凤薇 杨 洋

This is the translation of The Single-Tooth Implant: A Minimally Invasive Approach for Anterior and Posterior Extraction Sockets 1st Edition, ISBN 9780867157710
By Dennis P. Tarnow, Stephen J. Chu
© 2019 Quintessence Publishing Co., Inc.

图书在版编目（CIP）数据

单颗牙种植技术：前牙及后牙拔牙窝微创种植方案/
（美）丹尼斯·塔诺（Dennis P. Tarnow），（美）斯蒂芬·
朱（Stephen J. Chu）编著；牛丽娜等主译. —沈阳：辽宁科学
技术出版社，2023.5
  ISBN 978–7–5591–2922–2

  Ⅰ. ①单… Ⅱ. ①丹… ②斯… ③牛… Ⅲ. ①种植
牙 Ⅳ. ①R782.12

中国国家版本馆CIP数据核字（2023）第034533号

出版发行：辽宁科学技术出版社
　　　　　（地址：沈阳市和平区十一纬路25号　邮编：110003）
印 刷 者：凸版艺彩（东莞）印刷有限公司
经 销 者：各地新华书店
幅面尺寸：210mm×285mm
印　　张：15
插　　页：4
字　　数：300千字
出版时间：2023年5月第1版
印刷时间：2023年5月第1次印刷
策划编辑：陈　刚
责任编辑：苏　阳
封面设计：袁　舒
版式设计：袁　舒
责任校对：李　霞

书　　号：ISBN 978–7–5591–2922–2
定　　价：298.00元

投稿热线：024–23280336
邮购热线：024–23280336
E–mail:cyclonechen@126.com
http://www.lnkj.com.cn

译者名单 Translators

主译

牛丽娜　空军军医大学第三附属医院

冯志宏　空军军医大学第三附属医院

董　岩　空军军医大学第三附属医院

李志进　卓正医疗武汉齿科中心

参译（以姓名汉语拼音为序）

陈　莉　空军军医大学第三附属医院

冯　玥　空军军医大学第三附属医院

顾俊婷　空军军医大学第三附属医院

黄　鹏　空军军医大学第三附属医院

李　婧　空军军医大学第三附属医院

李　萌　空军军医大学第三附属医院

序言 Foreword

教育是改变生活的关键。从业者要能够在理解生物学原则的基础上制订治疗计划，并改善和提升最终治疗结果，其中教育是基础。在过去的30多年，我有幸能够与丹尼斯·塔诺（Dennis P. Tarnow）医生、斯蒂芬·朱（Stephen J. Chu）医生在牙科继续教育领域一起共事。这两位不仅仅是富有爱心的牙科医生，也是硕果累累的学者，更是杰出的学术教育家。他们是值得终身学习的代表，在日常临床工作中，会不断质疑和探究牙科领域的前沿知识；他们富有创造力，乐于接受挑战，常常以新的视角开拓、创新牙科新方法。他们意识到，生物学原则决定了最终的临床结果。良师难寻，他们在黑暗中为我们点亮明灯。用自己的知识和技术，引导我们在种植牙科学中探寻深奥的真理。

本书行文流畅，切中主旨。基于临床经验和研究发现，涵盖的知识点全面，极具吸引力。内容由浅入深，阐述了诊断以及从简单到复杂的单颗牙种植有关的理论和技术方法。本书始于单颗牙种植的相关历史和基础理论的回顾与讨论，引导读者了解3种不同类型的拔牙窝，及其相关种植治疗方案的适应证和局限性。继而又讨论了后牙拔牙窝的临床处理原则与方案，并探讨了粘接式修复的并发症及印模技术等修复学考量。本书最后的章节是临床病例报告，详细展示了前述所有类型拔牙窝的种植修复，共计11个病例，这是一笔非常宝贵的财富！

本书由两位共事数十年的临床牙科学世界级大师编写，是一本新颖且有深刻见解的专著，必会激发读者在当今不断发展的世界牙科领域的知识中不断学习和成长。本书旨在学习更好、更先进的知识，增加医生临床预判的能力，提升解决临床问题的水平，使个人在自信中成长，让学习之光永远闪耀。

H. Kendall Beacham, MBA
纽约大学牙学院
Linhart继续教育学院
副院长

前言 Preface

对牙科学的热爱和激情，以及分享作为医生、教师和研究者多年来所学知识的渴望，促使我们编写了这样一本关于单颗牙种植理论与技术的图书。单颗牙拔除后的种植治疗是牙科临床日常工作中最常见的情形之一。

经过我们超过15年的密切合作与深入探索，更新了对于无保留价值牙齿的治疗方法，尤其是针对美学区的患牙。在以往的经验中，拔牙后的拔牙窝在数月内不做处理，直至演变为剩余牙槽嵴。现在，只要条件允许，我们建议实施"一次手术、一次完成"。这种理念已经被广为接受，对于临床医生和患者来说是双赢的选择。使用创新性的技术方案，在尽量短的时间内，能够实现修复体与种植体周围组织和谐自然的关系，也能够获得理想的美学效果。

在本书的编写过程中，以及在我们的内心中，读者总是最重要的。我们希望本书不仅仅提供更易于理解的诊断和治疗方法，也分享给读者循证医学的理念以及生物学的原则，同时希望能够使牙科医生面对更多的患者，让患者花费更少的费用，获得更省时、更简单和更加可预测的治疗效果。

我们相信大家在这个充满挑战的领域，乐于见到我们的最佳治疗效果。我们也坚信本书会非常受欢迎，就像我们非常享受它的编写过程一样。衷心祝愿各位医生给患者的治疗能够更加成功。

感谢为本书做出贡献的人

Guido O. Sarnachiaro, DDS
纽约大学牙学院
口腔修复科
临床助理教授

Richard B. Smith, DDS
牙科医生

致谢

特别感谢Adam J. Mieleszko技师为本书所呈现的技工室操作部分所做出的贡献。

目录

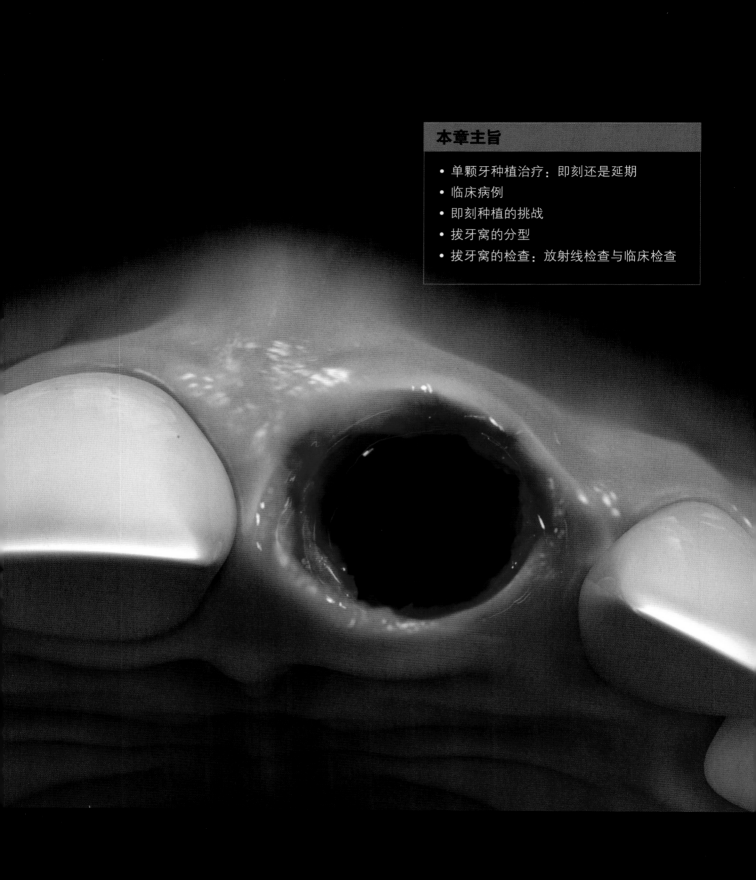

本章主旨

- 单颗牙种植治疗：即刻还是延期
- 临床病例
- 即刻种植的挑战
- 拔牙窝的分型
- 拔牙窝的检查：放射线检查与临床检查

单颗前、后牙种植的发展历史与基础理论

History and Rationale for Anterior and Posterior Single-Tooth Implants

日常临床工作中，单颗牙缺失的种植修复占了种植修复临床病例的一半左右，而且根据作者的经验，其中美学区的单颗牙种植占了大多数。本章主要讨论前牙区即刻种植、即刻修复的理念以及相关概念和基础知识。广为周知的"即刻拔牙、即刻种植、即刻修复"，即指患牙在拔除同期便被种植体和即刻临时修复体替代。

虽然相关理念已被接受，但是临床中关于患牙拔除以及在拔牙窝即刻植入种植体的方案和预后尚存在诸多疑问，比如：

- 牙齿拔除后发生了什么？
- 拔牙后软硬组织的轮廓会发生哪些变化？
- 前、后牙拔牙窝的愈合有何异同？
- 拔除患牙的手术需要翻瓣吗？
- 拔牙窝是通过组织瓣关闭，还是让其自行愈合？
- 如果需要植骨，应如何选择植骨材料？
- 种植体植入同期是否需要结缔组织瓣移植？

- 拔牙窝内植入种植体的理想三维空间位置是什么？
- 植骨材料的使用是否会改变拔牙窝的愈合过程？
- 种植体与拔牙窝的骨壁之间是否存在间隙，会不会影响治疗效果？
- 种植体植入后，是安装成品愈合基台、制作个性化愈合基台，还是制作临时修复体？哪种方式更有利于种植体的骨结合效果和远期存留率，以及最终修复体的美学效果？

在新鲜拔牙窝内即刻植入种植体，临床医生可能仍存在诸如上述的许多困惑。对于这些问题，目前存在着不同意见，每位医生也都有自己的解决策略。但各种方案的结果如何呢？本书将尝试解答这些问题，并为临床医生提供客观且具体的指导，希望帮助读者在各类临床条件下，针对单颗牙的种植修复，能够获得种植体周围组织长期健康与稳定的状态，以及最终修复体理想的美学效果。

单颗牙种植治疗：即刻还是延期

拔牙后即刻种植的种植体存留率，与延期种植相当，甚至略高于延期种植的存留率[1]，这一观点得到了许多文献的支持[2-9]。部分文献证实，延期种植的种植体存留率在90%以上，而即刻种植能够达到95%[5]，在前牙区，即刻种植的种植体存留率高达97%[4-5]。既然在拔牙窝内直接植入种植体，与拔牙窝的愈合没有关系，为何不选择即刻种植呢？毕竟拔牙窝的愈合是由基因决定的，在拔牙窝内植入一颗无菌的、生物相容性良好的钛种植体，不会影响拔牙窝的愈合。

拔牙后即刻种植治疗具有以下优点：不仅能够简化治疗流程，减少患者就诊次数，缩短整体治疗周期，而且有利于保存原牙齿周围软硬组织的天然外形轮廓，提高患者的满意度（表1）。大部分的治疗操作，比如拔牙、种植体植入、拔牙窝植骨、临时修复等，均在一次就诊过程中即可完成，当然，这次就诊需要预留充足的治疗时间。在这个过程中，医生也有能力和机会在拔牙时更有效地保存相关的软硬组织，尤其是针对单颗牙，甚至相邻的多颗牙拔除的种植修复。这种保存的理念对于美学区种植修复是至关重要的。特别是当今患者对美学的要求日益提高，对相关知识的了解也越来越多，上述方案的保存理念显示出重大优势[10]。

相反，拔牙后如果采取延期种植，即使患者的局部条件允许进行软硬组织增量以改善软硬组织缺损，医生能够在种植体植入前对种植位点进行轮廓重塑[11-13]，但是该治疗过程需要更长的时间和更多的步骤。首先，拔除牙齿后，拔牙窝需要数月的时间才能自然愈合；其次，种植手术同期或二期进行软硬组织增量与轮廓重塑手术；待种植体骨结合后，再行二期手术暴露种植体，安装愈合基台；愈合基台周围的软组织愈合后，还需利用临时性修复或个性化愈合基台进行软组织塑形；再次，制取终印模，完成最终修复[14]（表2）。对于患者和医生来说，整个治疗过程都会觉得漫长，特别是当患牙原有的牙龈乳头等解剖结构在拔牙前都存在的情况下，要恢复拔牙前的理想状态需要复杂的治疗流程[15]。不仅如此，拔牙后一旦邻接点缺失，牙间牙龈乳头就会发生萎缩，而牙龈乳头的恢复又非常困难，特别是扇贝形的薄龈生物型。1997年，Jemt研究显示，在25颗单颗牙种植位点（21颗为前牙），种植体植入后1.5年，近中牙龈乳头完全恢复的比例仅约为68%，远中牙龈乳头完全恢复的比例尚不到一半，仅为48%[16]。牙龈乳头理想的高度是从龈缘顶点起达到牙冠长度的40%，很多情况下即使牙龈乳头能够重建，但并不能恢复到这样的要求。而即刻种植，则提供了更好的牙龈乳头重建的机会[17-18]。

表1　即刻种植方案

就诊次数	治疗操作	愈合时间（周）
1	拔除患牙，种植体植入，拔牙窝植骨，临时修复或个性化愈合基台	12～24
2	印模制取	无需要
3	最终修复体戴牙	无需要

表2　延期种植方案

就诊次数	治疗操作	愈合时间（周）
1	拔除患牙	6～12
2	牙槽嵴软硬组织增量*	12～24
3	种植体植入*	12～24
4	二期手术	2～4
5	牙龈塑形	2～4
6	印模制取	无需要
7	最终修复体戴牙	无需要

*在有些情况下，这两项操作（2和3）可以同时进行。

　　虽然延期种植方案经软硬组织增量也可以取得相对理想的效果，但即刻种植方案仍具有诸多优势。原有的拔牙窝可以引导种植体植入的位置和方向；新鲜的拔牙窝其软组织袖口完全敞开，此时可以制作与其轮廓完全匹配的临时修复体或个性化愈合基台，以最大限度地维持种植体周围组织拔牙前的外形。当然，无论使用哪种材料，临时修复体在安装前必须彻底清洁及消毒。即刻临时修复的优势就在于能够完美地恢复并维持拔牙前的软组织外形轮廓，因此符合了现代治疗理念：尽可能保护、保存和维持现有组织，而不是待其丧失后再修复重建。理想的种植体三维位置、平台转移的设计、利用临时修复体实现的软组织保存，为获得可预期的修复和美学效果奠定了基础。

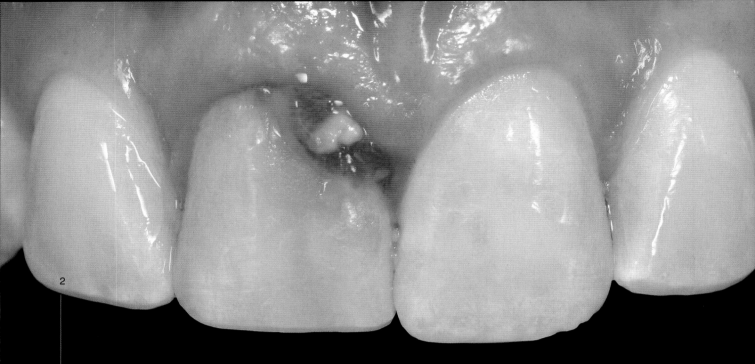

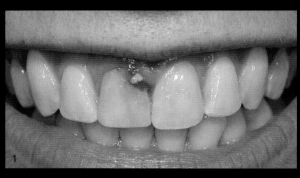

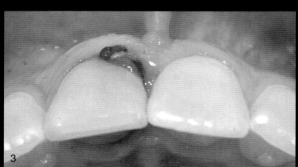

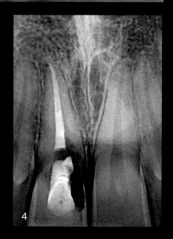

临床病例

女性，21岁，高位笑线，上颌右侧中切牙唇面近中发生了进行性外吸收（图1~图3）。根尖X线片显示空洞样病变，牙齿的完整性被破坏（图4）。患牙的龈缘较对侧中切牙略偏冠方，这对于拔牙后牙龈退缩能起到一定的补偿作用，有利于后续治疗（图2）。拔除患牙时，虽然已使用尽量小的力量，薄弱的冠部牙体组织还是发生了折裂（图5）。去除患牙牙冠后，可见牙槽窝的唇面近中已长入肉芽组织（图6）。使用15c#刀片切除增生组织后，用细的长柄锥形金刚砂车针（Brasseler，#859）颊腭向分割剩余牙根（图7），将牙根分成两瓣后分别拔除（图8）。拔牙过程中尽量避免损伤牙槽窝（见第2章"应用专用器械拔除牙齿的方法"）。

彻底清理拔牙窝后（图9），在拔牙窝内偏腭侧植入直径5.0mm的带有平台转移设计的种植体（Zimmer Biomet）（图10）。利用预成的牙龈轮廓套筒iShell（BioHorizons，Vulcan Custom

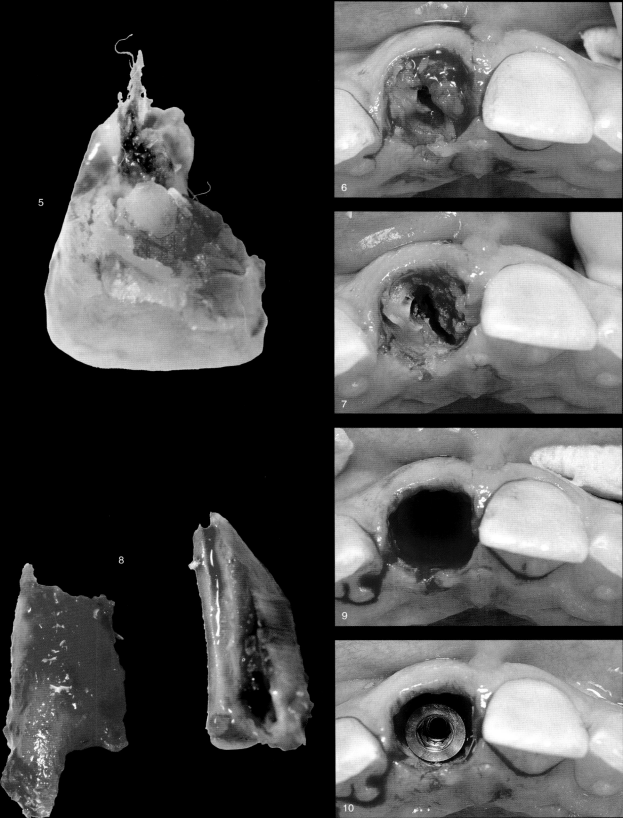

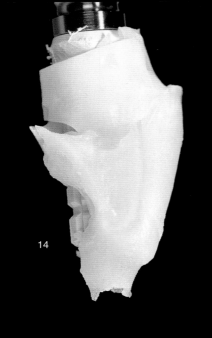

14

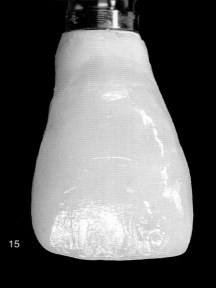

15

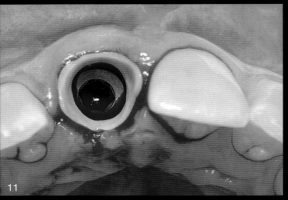

11

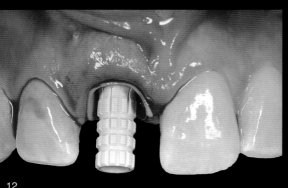

12

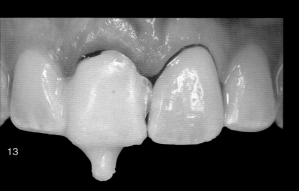

13

Dental），支撑并恢复种植体周围牙龈在拔牙前的外形轮廓（图11，图12）。将iShell与螺丝固位的聚醚醚酮（PEEK）临时基台以及临时修复体用丙烯酸树脂（Super-T，American Consolidated）连成一个整体（图13）。树脂固化后，从口内取出临时修复体，修整外形轮廓后，用染色材料（OPTIGLAZE Color，GC公司）进行个性化染色（图14，图15），使之与对侧中切牙相匹配。利用iShell恢复龈缘下软组织形态时，应尽量避免出现空隙（图14），但是由于种植体周围软组织的塌陷以及血凝块的影响，iShell和种植体平台间的空隙难以完全避免。

临时修复体修整完成后安装回口内进行试戴，检查是否能良好就位于种植体，确认颜色与外形，在牙尖交错位和下颌侧方运动时的无咬合接触（图16）。确认无问题后，重新卸下临时修复体，在种植体上安装较窄的且带有平台转移的愈合基台，在唇侧间隙内植入小颗粒、多孔矿化的同种异体骨移植材料（图17）。卸下愈合基台，重新就位临时修复体，用其在愈合阶段支撑和保护骨移植物（图18，

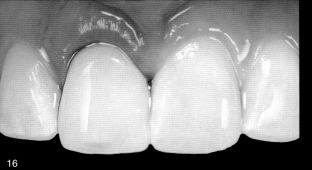

16

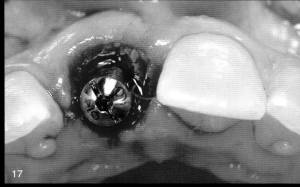

17

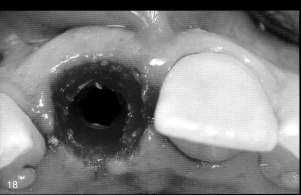

18

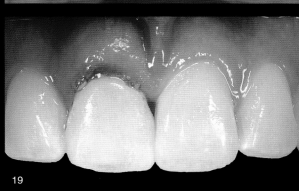

19

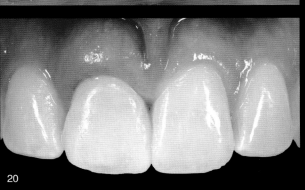

20

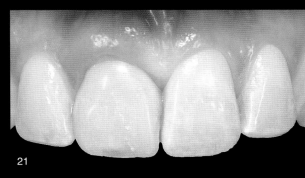

21

图19）。患者1周后复诊，可见牙龈炎症已基本消退（图20）。

此后该患者因个人原因去欧洲未及时进行复诊，直到术后13个月才复诊，进行终印模制取，此时可见软组织健康，且牙龈点彩已恢复（图21）。卸下临时修复体后，殆面观可以清楚地看到软组织已经完全恢复（图22）。

使用成型树脂（GC公司）制作个性化印模转移杆，以获取精确复制有牙龈袖口轮廓的工作模型（图23，图24）。制

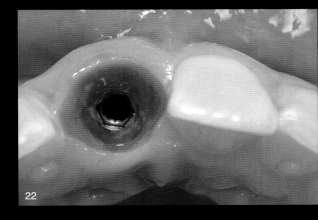

22

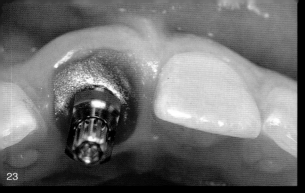

23

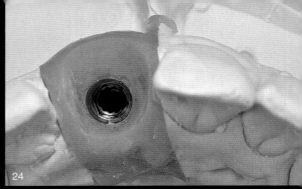

24

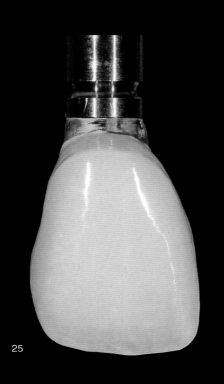

25

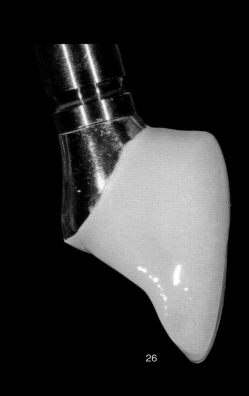

26

作螺丝固位的金属烤瓷修复体（图25，图26），注意修复体唇侧穿龈部分的外形轮廓（图27），能够有效地支撑牙龈组织，使修复体的龈缘位置与对侧中切牙基本位于相同的水平。最终修复体戴入时，软组织轻度受压发白（图28）。

非手术组织塑形技术是一种有效的软组织塑形方法。修复后3年随访复查，可见修复体与周围牙齿以及软硬组织协调，美学效果令人满意（图29～图31）。根尖X线片显示种植体骨结合良好，周围骨水平稳定（图32）。

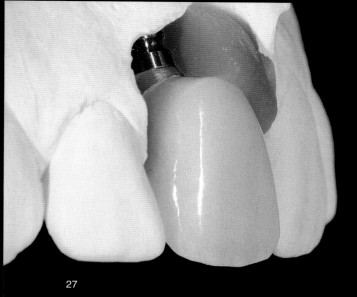

27

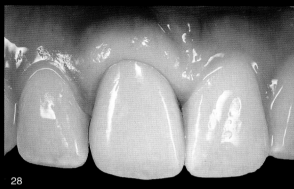

28

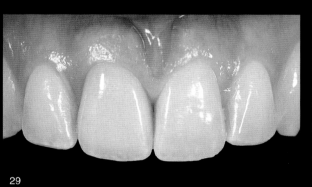

29

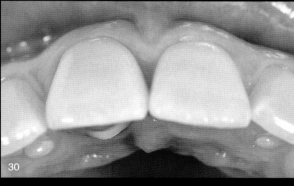

30

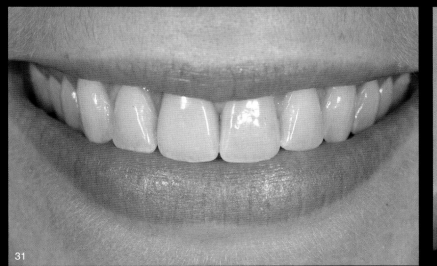

31

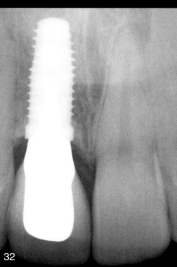

32

即刻种植的挑战

对于大多数种植医生而言，拔除患牙的同时在拔牙窝内植入种植体，最大的挑战是如何处理种植体唇面与拔牙窝唇侧骨板之间的残留间隙。是否必须植骨？填充骨移植材料是否可使美学区种植体获得更高的存留率？骨移植材料是否能够促进骨结合或增加种植体骨接触界面？骨移植材料是否能够改变与种植体表面接触的细胞类型？骨移植材料是否能够预防牙槽嵴塌陷，从而预防软组织变色和改善美学效果？

一些研究结果显示，唇侧间隙内即使不植骨，也能获得较高的种植体存留率，并认为骨移植并非是即刻种植成功的决定性因素[2-9]。尽管如此，在新鲜拔牙窝内即刻植入种植体，最常发生的并发症就是唇侧牙槽嵴的塌陷，并伴随牙龈的退缩。其原因包括：①种植体植入位置或角度过于偏唇侧，导致唇侧骨壁菲薄；②种植体植入前唇侧骨板已有部分缺损。上述问题都会增加即刻种植后牙龈退缩的风险[19-20]。尽管这些情况下种植体也可能实现骨结合，但由于丧失了唇侧骨板，这些病例在美学上是失败的（图33～图35）。

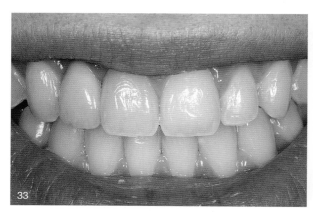
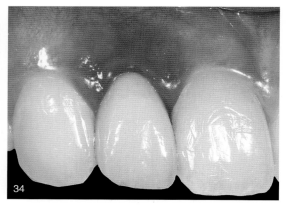

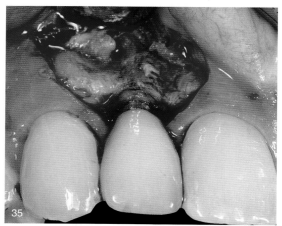

图33 患者曾于其他诊所行上颌右侧侧切牙即刻种植修复。正面微笑照，可见种植修复体相关的软组织已变色，牙龈透出的钛种植体的金属颜色影响了美学效果。

图34 口内照，可见与种植修复体相关组织变色的范围和程度，其范围超过了游离龈。

图35 拟行结缔组织移植解决上述问题。翻全厚瓣后可见种植体唇面约有一半的范围缺少骨覆盖，导致了组织的变色。

另一个潜在的风险是即刻种植后牙龈乳头有丧失的可能（图36），当然延期种植也存在这种可能。很多学者建议种植体与相邻牙之间至少要保留1.5mm宽的牙槽骨，这对于维持天然牙和种植体之间的牙槽间隔至关重要[21-22]。当种植体与相邻天然牙之间的距离较近时，水平向生物学宽度的形成以及牙槽嵴顶的压力性骨吸收，都是可能导致种植体与天然牙之间骨组织丧失和牙龈退缩的原因[23]（图37）。尽管Khayat等的研究报道，没有证据表明过高的植入扭矩（高达178Ncm）与牙槽嵴顶压力性骨吸收相关，但该研究并没有说明种植体植入后其周围的骨厚度[24]。Barone等继而报道了牙槽嵴顶骨丧失与骨厚度的相关性，并得出结论：当种植体周围骨厚度不足1mm时，过大的植入扭矩会带来更高的骨丧失风险[25]。

临床操作过程中，操作者往往希望以最大的扭矩植入种植体，以获得足够的初期稳定性。一般要求种植体植入深度位于牙槽嵴顶下方，其颈部的腭侧与拔牙窝腭侧骨板紧密接触。在新鲜拔牙窝内，以较大的扭矩旋入种植体时，容易发生种植体偏向颊侧或近远中存在间隙、阻力相对较小的位置。特别对于锥形种植体，从根尖至颈部逐渐变粗，当种植体旋入时，较粗的颈部紧贴腭侧骨板，会导致种植体被推向颊侧（图38）。导板或动态导航的辅助，利于操作者精准地预备种植窝，并将种植体准确植入到预期位置。

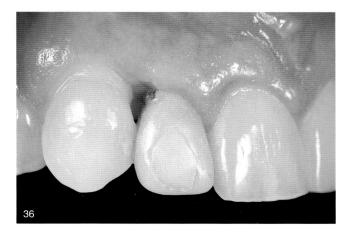

36

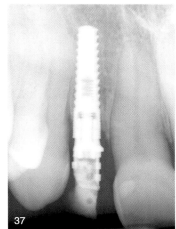

37

图36 种植体植入过于偏唇侧和远中，与相邻的尖牙距离过近。尖牙近中牙龈乳头的腭侧部分存在，但颊侧部分缺失。在美学区，如果种植体的植入位置不理想，常常导致这些问题，引起美学缺陷。

图37 上述病例的侧切牙根尖X线片，可见种植体与尖牙距离过近，导致相应的牙槽嵴顶骨吸收。

需注意的是，拔牙窝并非完全一样的，也并非所有的拔牙窝都适合做即刻种植。对于拔牙窝的分型以及评估方法等内容，在第2章将进行详细讲解，第3章和第4章也将分别对2型和3型拔牙窝进行详细介绍。

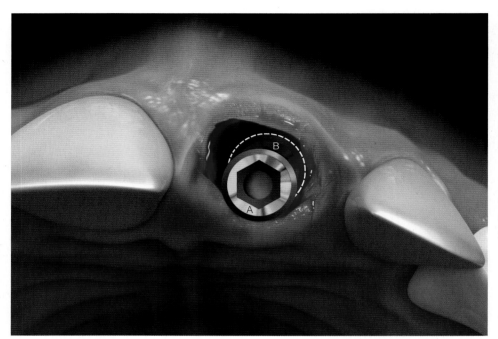

图38 种植体偏腭侧植入拔牙窝的理想位置示意图。种植体长轴沿舌隆突穿出，可以制作螺丝固位的修复体（A）。种植体植入时，被腭侧骨板挤压，可能发生偏向颊侧、远中的位置（B）。使用导板或导航辅助有助于保持种植体沿预定的方向植入到理想的位置。

拔牙窝的分型

拔牙窝可以分为3种基本类型（图39～图41），各种类型拔牙窝均存在种植后唇侧牙龈退缩的风险[26]。1型拔牙窝：是临床中最理想的类型，其唇侧的骨组织和软组织都存在（图39）。2型拔牙窝：唇侧骨板存在开裂型缺损，增加了唇侧牙龈退缩的风险（图40），第3章将对该型拔牙窝种植进行详细介绍。3型拔牙窝：唇侧软硬组织缺损，已存在唇侧牙龈退缩（图41），第4章将对该型拔牙窝种植进行详细介绍。

针对1型拔牙窝，进行即刻种植其结果具有较好的可预测性。对于其他类型的拔牙窝，在合适的条件下，进行即刻种植有特定的治疗方法和适应证。需要注意的是，2型拔牙窝具有迷惑性，因其软组织是完整的，所以患牙拔除之前看起来和1型拔牙窝相同。但2型患牙拔除之前拔牙窝唇侧牙槽骨是有部分缺损的，当这些缺损没有及时被发现，而进行了即刻种植，就存在较高的牙龈退缩风险，这常常也导致许多医生陷入困境。

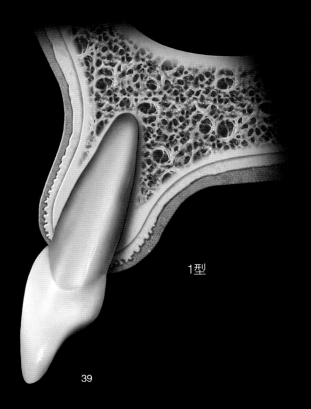

1型

39

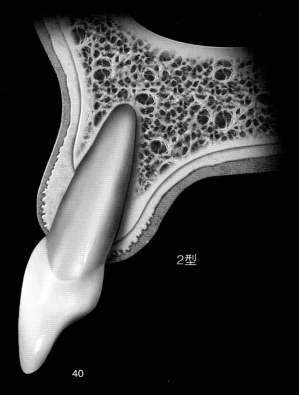

2型

40

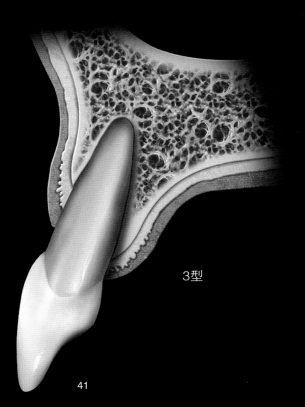

3型

41

图39 1型拔牙窝：牙齿拔除前，唇侧骨板和相应的软组织完整。

图40 2型拔牙窝：软组织完整，但牙齿拔除前，唇侧骨板已存在骨缺损。

图41 3型拔牙窝：牙齿拔除前已发生唇侧牙龈退缩，存在软硬组织缺损。

拔牙窝的检查：放射线检查与临床检查

CBCT

随着技术的进步，尤其是锥形束CT（CBCT）的出现，使临床医生在治疗前便能够从三维空间上评估拔牙位点，分析在治疗过程中可能遇到的问题。目前CBCT已经成为绝大多数种植治疗术前常规的检查评估方法。有部分增强CBCT设备，能够进行分区段扫描，以减少检查过程中的放射线暴露量。针对牙弓一个象限，甚至单颗牙也可进行单独CBCT成像，用以评估术前的情况（图42~图45）。

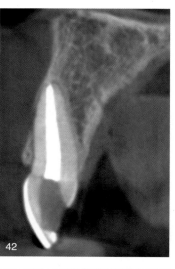

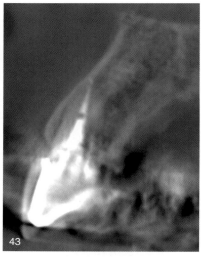

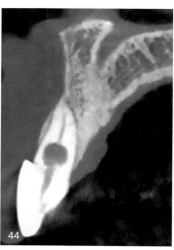

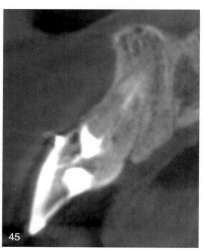

图42 Ⅱ类2亚类错𬌗畸形患者，其CBCT显示患牙牙根唇侧中部存在开窗型骨缺损。

图43 冠折患者，CBCT显示患牙的折裂线位于牙根和冠修复体之间结合部的腭侧。

图44 CBCT显示牙根内吸收和根尖部的开窗型骨缺损。

图45 CBCT显示患牙唇侧骨板存在缺损，为2型拔牙窝。

探诊

牙周探针是一个实用的临床诊断工具，应用牙周探针进行探诊可以检查龈沟深度和判断牙槽嵴顶位置，以判断拔牙窝的类型。使用带有颜色编码的探针（Colorvue Biotype Probe，Hu-Friedy）还能够评估牙龈的类型（图46）。首先使用白色尖端的探针插入游离龈龈沟内，如果探针的白色尖端可见，则该牙龈为薄龈生物型（图47）。如果探针的白色尖端不可见，则换用绿色尖端的探针，绿色可见时牙龈为中厚龈生物型（图48）；

绿色不可见时换用蓝色探针，此时牙龈为厚龈生物型（图49）。

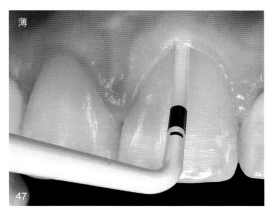

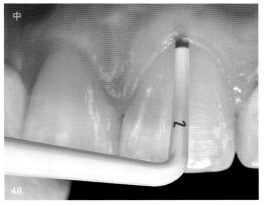

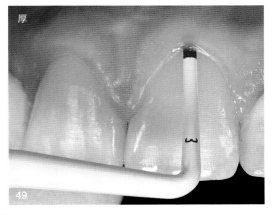

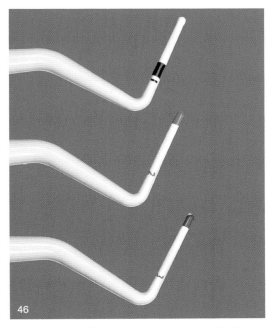

图46～图49 带有颜色编码的探针用于评估牙龈类型。

参考文献

[1] Cochran DL. A comparison of endosseous dental implant surfaces. J Periodontol 1999;70:1523–1539.

[2] Wagenberg B, Froum SJ. A retrospective study of 1925 consecutively placed immediate implants from 1988 to 2004. Int J Oral Maxillofac Implants 2006;21:71–80.

[3] Wöhrle PS. Single-tooth replacement in the aesthetic zone with immediate provisionalization: Fourteen consecutive case reports. Pract Periodontics Aesthet Dent 1998;10:1107–1114.

[4] Kan JY, Rungcharassaeng K, Lozada J. Immediate placement and provisionalization of maxillary anterior single implants: 1-year prospective study. Int J Oral Maxillofac Implants 2003;18:31–39.

[5] De Rouck T, Collys K, Wyn I, Cosyn J. Instant provisionalization of immediate single-tooth implants is essential to optimize esthetic treatment outcome. Clin Oral Implants Res 2009;20:566–570.

[6] Block MS, Mercante DE, Lirette D, Mohamed W, Ryser M, Castellon P. Prospective evaluation of immediate and delayed provisional single tooth restorations. J Oral Maxillofac Surg 2009;67:89–107.

[7] Tortamano P, Camargo LO, Bello-Silva MS, Kanashiro LH. Immediate implant placement and restoration in the esthetic zone: A prospective study with 18 months of follow-up. Int J Oral Maxillofac Implants 2010;25:345–350.

[8] Cooper LF, Raes F, Reside GJ, et al. Comparison of radiographic and clinical outcomes following immediate provisionalization of single-tooth dental implants placed in healed alveolar ridges and extraction sockets. Int J Oral Maxillofac Implants 2010;25:1222–1232.

[9] El-Chaar ES. Immediate placement and provisionalization of implant-supported, single-tooth restorations: A retrospective study. Int J Periodontics Restorative Dent 2011;31:409–419.

[10] Cosyn J, Eghbali A, De Bruyn H, Collys K, Cleymaet R, De Rouck T. Immediate single tooth implants in the anterior maxilla: 3-year results of a case series on hard and soft tissue response and aesthetics. J Clin Periodontol 2011;38:746–753.

[11] Buser D, Chen ST, Weber HP, Belser UC. Early implant placement following single-tooth extraction in the esthetic zone: Biologic rationale and surgical procedures. Int J Periodontics Restorative Dent 2008;28:441–451.

[12] Buser D, Bornstein MM, Weber HP, Grutter L, Schmid B, Belser UC. Early implant placement with simultaneous guided bone regeneration following single-tooth extraction in the esthetic zone: A cross-sectional, retrospective study in 45 subjects with a 2- to 4-year follow-up. J Periodontol 2008;79:1773–1781.

[13] Chappuis V, Rahman L, Buser R, Janner S, Belser U, Buser D. Long-term effectiveness of contour augmentation with guided bone regeneration: 10-year results. J Dent Res 2018;97:266–274.

[14] Zamzok J. Avoiding ridge laps through nonsurgical soft tissue sculpting on implant restorations. J Esthet Restorative Dent 1996;8:222–228.

[15] Crespi R, Capparé P, Crespi G, Romanos GE, Gherlone E. Tissue remodeling in immediate versus delayed prosthetic restoration in fresh socket implants in the esthetic zone: Four-year follow-up. Int J Periodontics Restorative Dent 2018;38(suppl):S97–S103.

[16] Jemt T. Regeneration of gingival papillae after single-implant treatment. Int J Periodontics Restorative Dent 1997;17:327–333.

[17] Chu SJ, Tarnow DP, Tan JH, Stappert CF. Papilla proportions in the maxillary anterior dentition. Int J Periodontics Restorative Dent 2009;29:385–393.

[18] Steigmann M, Cooke J, Wang HL. Use of the natural tooth for soft tissue development: A case series. Int J Periodontics Restorative Dent 2007;27:603–608.

[19] Chen ST, Buser D. Clinical and esthetic outcomes of implants placed in postextraction sites. Int J Oral Maxillofac Implants 2009;24(suppl):186–217.

[20] Merheb J, Vercruyssen M, Coucke W, Beckers L, Teughels W, Quirynen M. The fate of buccal bone around dental implants. A 12-month postloading follow-up study. Clin Oral Implants Res 2017;28:103–108.

[21] Esposito M, Ekestubbe A, Grondahl K. Radiological evaluation of marginal bone loss at tooth sites facing single Branemark implants. Clin Oral Implants Res 1993;4:151–157.

[22] Cosyn J, Sabzevar MM, De Bruyn H. Predictors of inter-proximal and midfacial recession following single implant treatment in the anterior maxilla: A multivariate analysis. J Clin Periodontol 2012;39:895–903.

[23] Rodriguez-Ciurana X, Vela-Nebot X, Segala-Torres M, Rodado-Alonso C, Cambra-Sanchez J, Tarnow DP. The effect of inter-implant distance on the height of the inter-implant bone crest when using platform-switched implants. Int J Periodontics Restorative Dent 2009;29:141–151.

[24] Khayat PG, Arnal HM, Tourbah BI, Sennerby L. Clinical outcome of dental implants placed with high insertion torques (up to 176 Ncm). Clin Implant Dent Relat Res 2013;15:227–233.

[25] Barone A, Alfonsi F, Derchi G, et al. The effect of insertion torque on the clinical outcome of single implants: A randomized clinical trial. Clin Implant Dent Relat Res 2016;18:588–600.

[26] Elian N, Cho SC, Froum S, Smith RB, Tarnow DP. A simplified socket classification and repair technique. Pract Proced Aesthet Dent 2007;19:99–104.

第 1 章　单颗前、后牙种植的发展历史与基础理论

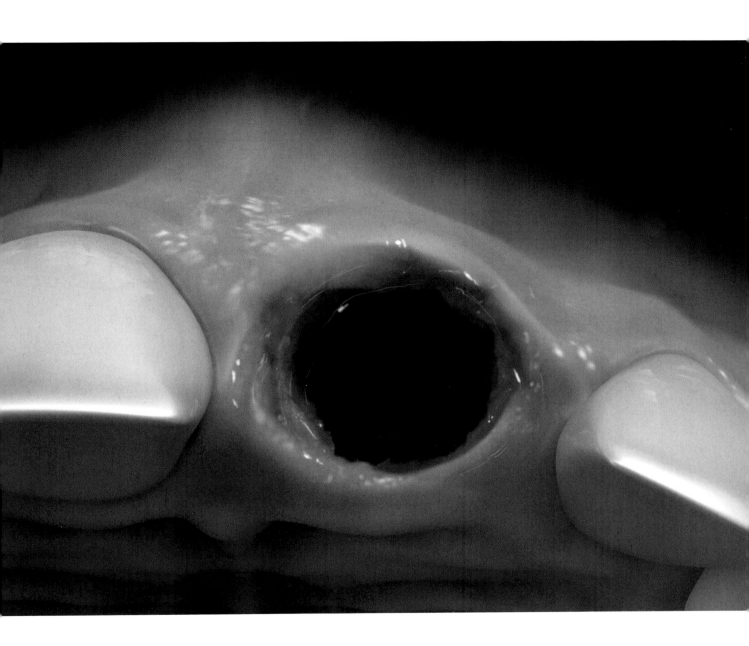

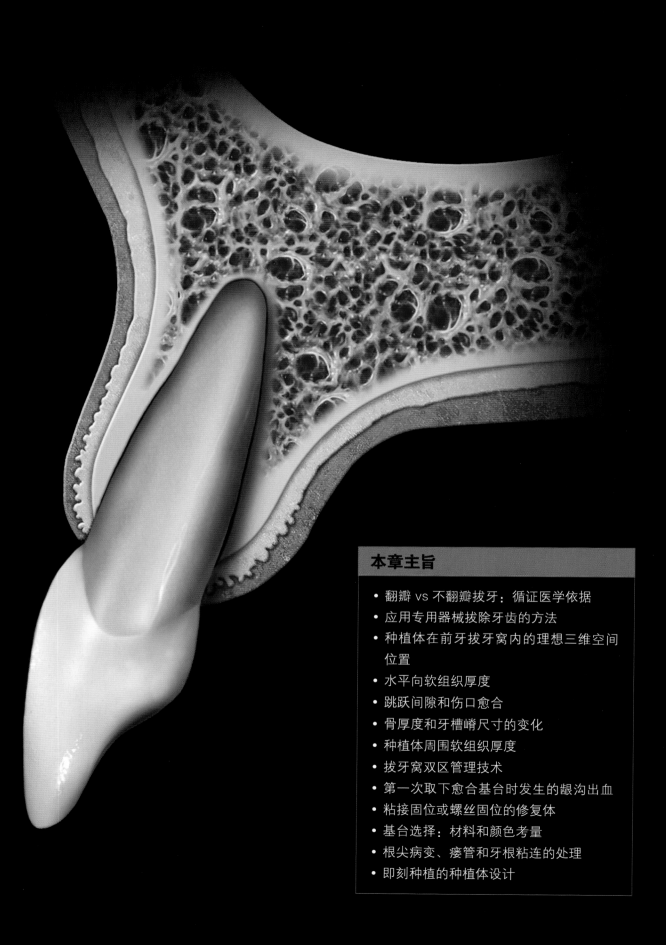

第2章

1型拔牙窝的处理
Management of Type 1 Extraction Sockets

在美学区，针对唇侧骨板和软组织均较完整的1型拔牙窝，尤其是实施不翻瓣拔牙后的拔牙窝，可常规即刻植入种植体，其治疗效果理想且可预测。本章主要介绍单颗牙拔除后行即刻种植的常见问题、主要观点及处理方案。

翻瓣 vs 不翻瓣拔牙：循证医学依据

拔牙手术可以翻瓣，也可以不翻瓣。翻瓣能够为术者提供更好的视野和操作入路，但也会导致手术部位较大的创伤。这种创伤性的操作有其缺陷，例如阻断了拔牙窝的部分血供，导致愈合延缓，并引起剩余牙槽骨颊舌向轮廓的变化，影响最终修复的美学效果[1-2]。Caneva等通过动物模型实验发现，即使采用翻半厚或部分层厚瓣，骨膜的血供仍会受损，从而导致拔牙窝颊侧骨板的吸收[3]。因此，如拟行拔牙后即刻种植，拔牙时建议选择不翻瓣的方式，以避免影响拔牙窝周围的组织结构，维持最佳的血供。

唇侧骨板的血供

唇侧骨板的血供主要有3个来源：牙周膜韧带（PDL）、骨膜、来自骨髓的骨内血供。牙周膜韧带富含血管，血供丰富，使牙齿能够耐受咬合压力和骨改建。但是，牙齿拔除后，其牙周膜韧带消失。此时，唇侧骨板的骨膜对于拔牙窝及周围组织血供的维持变得至关重要。如果翻瓣后拔除患牙，其唇侧骨板的血供就会受到损伤，暂时中断。即使翻开的软组织瓣能够得以精确复位和精细缝合，其血供仍需4~6天后才能得以重建。简而言之，只花了30秒来翻瓣并拔除牙根，却会导致拔牙窝愈合与重建的主要营养来源中断接近1周时间。此时拔牙窝内仅剩下来源于骨内的血供，但对于唇侧骨板而言，由于其自身菲薄，这种血供的作用几乎没有。

Huynh-Ba等和Braut等曾对前牙的唇侧骨板厚度进行研究，发现在其调查的对象中，唇侧骨板厚度仅为0.5mm的占64%，厚度为1.0mm的占23%，也就是

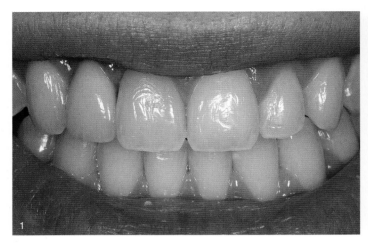
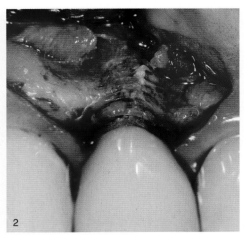

说接近90%的上颌前牙唇侧骨板厚度不超过1mm[4-5]。Cook等的研究显示类似的结果，厚龈生物型的患者前牙唇侧骨板不足1mm，而薄龈生物型的患者前牙唇侧骨板厚度不足0.5mm[6]。

2005年Araújo等在相关方面的研究非常重要，他们发现种植体的植入并不能改变拔牙窝的愈合，如果拔牙窝的唇侧骨板很薄，1.0mm或更薄，即刻植入的种植体并不能保存唇侧骨板，仍然会发生吸收，从而使种植体唇侧的骨结合丧失[7]。随后，Caneva等研究发现，既然唇侧骨板是因血供不足而导致的吸收，那么在适宜的位置、植入适宜直径的种植体，就成为新的唇侧骨板生成，并与植入的种植体发生骨结合的关键[8-9]。因此，目前对于在新鲜拔牙窝即刻植入种植体，常规推荐使用较小直径的种植体，在拔牙窝内偏腭侧植入[10]。

当骨的厚度在1.5~2mm以上时，其内部才能含有骨内膜或骨髓。由于唇侧骨板菲薄，意味着一旦牙周韧带和牙周膜被切断，拔牙窝几乎不可能从唇侧骨板获得血供[11-14]；因此牙齿拔除后，菲薄的唇侧骨板会吸收，牙槽嵴会向腭侧塌陷，伴随着牙槽嵴高度的降低，从而让患者和医生面对棘手的美学问题（图1，图2）。

牙槽嵴唇侧轮廓和尺寸的变化

目前已有多篇文献报道了翻瓣拔牙后牙槽嵴的轮廓与尺寸变化[15-20]。Lekovic等研究发现，前牙区翻瓣拔牙后，将组织瓣与腭侧黏骨膜拉拢缝合，一期关闭拔牙创口，且不使用任何屏障膜或植骨材料，6个月后检查，结果显示牙槽嵴垂直骨高度仅丧失约1.0mm，分析原因是因腭侧骨板维持了良好的组织完整性，因而维持了牙槽嵴的高度。但是，由于唇侧骨板的吸收，导致牙槽嵴唇舌向的尺寸减少了4.4~5.9mm，这非常不利于后期的美学修复[14-15]。

另有诸多文献报道了不翻瓣拔牙后的牙槽嵴变化[21-24]。Grunder等、Vera等、Brownfield和Weltman、Degidi等在不同的研究中报道，不翻瓣拔牙后牙槽嵴的颊舌向尺寸分别减少1.0mm、0.6mm、0.8mm和1.3mm。上述结果均与翻瓣拔牙后3~5mm的牙槽嵴塌陷存在着显著差别。从上述研究结果的数字可以看出，虽然翻瓣后进行拔牙的操作相对简便，但是

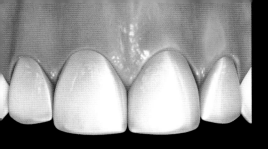

图3　患牙冠折需要拔除前的示意图。

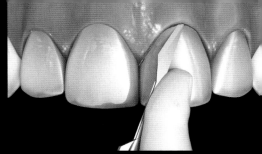

图4　使用窄小的15c#刀片插入龈沟内，切断牙齿周围附着龈纤维。不要使用骨膜剥离器进行该操作，可能会导致脆弱的牙龈被撕裂。

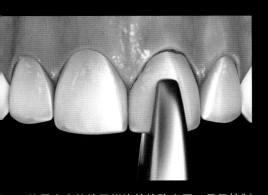

图5　使用尖喙的拔牙钳旋转拔除患牙，尽量控制颊舌向的摇动，以避免菲薄的唇侧骨板发生骨折。

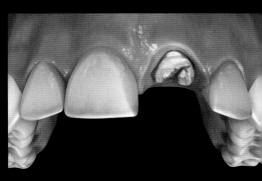

图6　临床冠折、残余牙根在牙槽窝内的示意图。

会对牙槽嵴的轮廓和唇舌向的尺寸造成很大影响。因此，如果拟行拔牙后即刻种植，操作者需要仔细斟酌拔牙的术式。

　　牙齿拔除后，拔牙窝成为一个较大的窝洞。如有根尖残留在拔牙窝中，可以使用细的金刚砂车针、超声骨刀或牙周膜挺等，创造间隙和支点后进行拔除。除非要拔除的是埋藏阻生牙，尽量不采用翻瓣拔牙的方式。如果患牙的唇颊侧骨板存在，应避免损伤，尽量保留唇颊侧骨板。即使在后牙区，剩余牙槽嵴颊舌向的塌陷，也会导致修复后修复体颊侧龈缘附近的食物带留和嵌塞。因此，维持牙槽嵴唇/颊舌向的轮廓与尺寸，有利于后期的修复治疗获得更为成功和理想的效果。

应用专用器械拔除牙齿的方法

单根前牙

　　由于前牙的唇侧骨板极其菲薄和脆弱，在拔除牙根时容易受到损伤；所以对于前牙的即刻种植，最大的挑战是无创或微创拔牙。"工欲善其事，必先利其器"，首先要选择合适的器械。在按照常规方法使用牙挺或尖喙的拔牙钳夹持牙根之前，首先需要使用锐利手术刀切断附着龈，这一点至关重要。此外，颊舌向摇动可能会导唇/颊侧骨板折裂，因此推荐应用旋转拔除法代替颊舌向摇动（图3～图10）。

　　当患牙的折裂线位于游离龈缘或牙槽

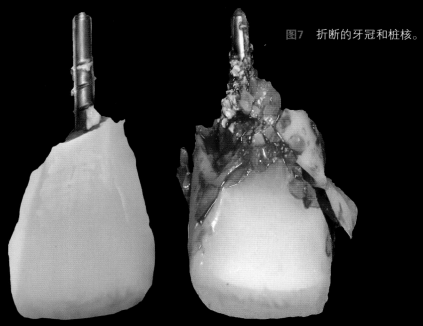
图7 折断的牙冠和桩核。

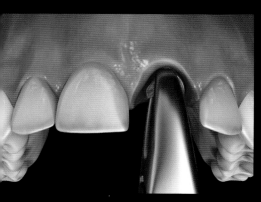
图8 使用长喙的拔牙钳夹持残根。该操作的关键是能够在龈沟与牙槽嵴顶之间的生物学宽度范围内的牙体组织上建立一个稳定的夹持点。

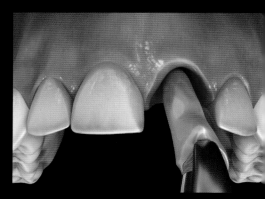
图9 旋转使牙根脱位。注意拔除牙根时牙钳的长喙仅夹持住数毫米的牙根结构。

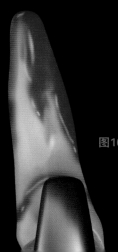
图10 拔除的余留残根。

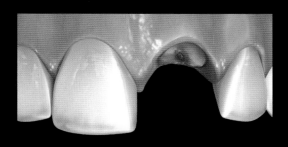

图11 去除折裂的临床冠后余留残根的示意图。残根断面位于牙槽嵴水平，不能以牙钳夹持住牙体组织。

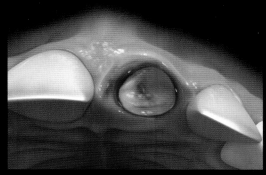

图12 殆面观示意图。残根的断面位于牙槽嵴水平。

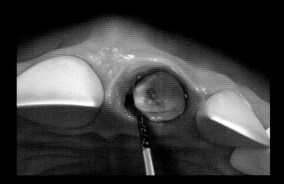

图13 将细的长柄金刚砂车针/裂钻（Brasseler，859#）插入龈沟内磨除牙根部分表层组织，开辟间隙，使牙周膜挺能够插入。

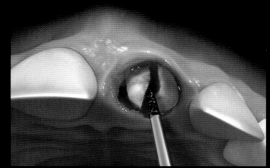

图14 唇舌向分割牙齿，创建"猫眼"形间隙。分割牙根时，务必注意避免损伤唇侧骨板。当两部分牙根被楔形分开后，能够降低其被挺出时对菲薄唇侧骨板的压力。

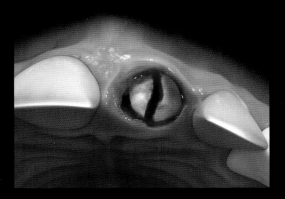

图15 余留牙根被唇舌向分割。

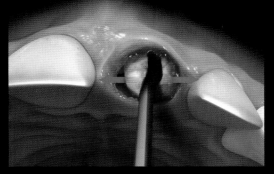

图16 牙周膜挺插入已磨开的间隙内，将牙根分成两瓣。

嵴顶以下时，则需要专用的工具拔除残留在牙槽窝内的牙根。首先需要在牙槽窝骨壁和拟拔除的残根之间创造一个间隙，以形成一个支点，该点最好位于牙根与牙槽窝的腭侧邻面。该部位的骨组织较厚，且远离菲薄的唇侧骨板和美学区。建议使用长柄的锥形金刚砂车针（Brasseler，859#）磨除牙根的部分表层组织，开辟出间隙后，使用薄的牙周膜挺插入间隙将牙根挺松（图11~图21）。

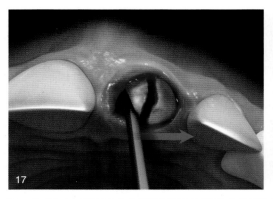
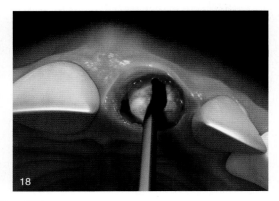

图17和图18　近远中向挺松已分开的牙根中较薄弱的一部分。

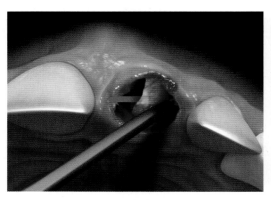

图19　一部分牙根拔除后形成间隙，将剩余的另一部分牙根向该间隙挺松至脱位，对菲薄唇侧骨板的压力最小化。

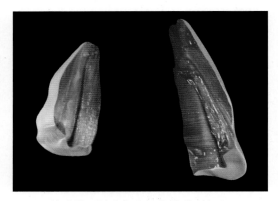

图20　拔除的已被分割为两部分的牙根。

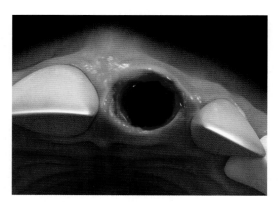

图21　牙根拔除后的牙槽窝。没有翻瓣，拔牙窝整洁，周围组织完整。

多根后牙

拔除多个牙根的后牙的相关内容，将在本书第5章中讲解。

种植体在前牙拔牙窝内的理想三维空间位置

目前，关于种植体即刻种植在拔牙窝内的理想三维位置尚缺乏共识。Grunder等[14]建议种植体唇颊侧至少有2mm的骨量；Linkevicius等[25]建议从种植体与基台交界面上方应有2~3mm的垂直向组织厚度。无论是针对拔牙后牙槽窝内的即刻种植，还是针对拔牙窝自然愈合或骨增量愈合后的延期种植；无论是采用粘接固位的修复体，还是螺丝固位的修复体，上述要求都是通用的。由于粘接固位方式存在粘接剂残留导致的潜在医源性种植体周围炎的风险，还有粘接固位修复体不方便拆卸修理等因素，部分医生不喜欢粘接固位的

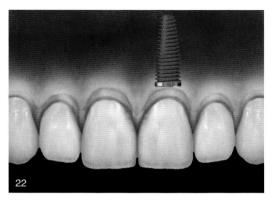

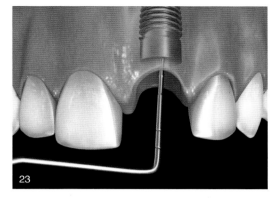

图22和图23　种植体颈部位于游离龈缘顶点根方的3~4mm处，相当于唇颊侧牙槽嵴顶的位置。

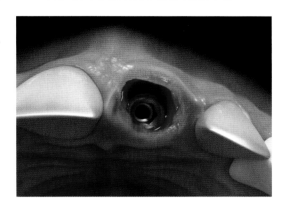

图24　种植体稍偏腭侧植入，尽可能使中心螺丝孔自舌隆突的位置穿出，利于采用螺丝固位修复方式，避免使用粘接固位的临时修复体，减少粘接剂残留对组织愈合的影响。

修复方式，但近年来已有多项技术被应用于解决上述问题[26]。

　　综合目前的文献报道，理想的种植体三维空间位置可概括如下：冠根方向，种植体的平台位于软组织顶点根方3~4mm；颊舌方向，最终修复体颊舌向平分线、近远中向平分线存在一个交点，种植体中心应位于该交点的稍偏腭侧处；近远中方向，种植体应尽量平分近远中间隙，且距离邻牙至少1.5mm[27]（图22~图24）。

种植体位置对修复体穿龈轮廓的影响

　　修复体的穿龈轮廓基于种植体的空间位置而确定，因此种植体的空间位置对于形成修复体适宜的穿龈轮廓至关重要，影响修复体的美学效果，以及后期的卫生维护。2011年，Du等发表了一篇关于上前牙穿出牙龈角度的重要文献[28]。该研究调研了前牙在釉牙骨质界（CEJ）处、冠根交界部分相对于牙长轴的角度，报道了中切牙穿出牙龈部位的角度约为15°，前牙穿出牙龈部位的平均角度为11°~15°。当然，这个数值仅仅是形成穿龈轮廓的起点相对于牙长轴的角度，而并不是牙齿穿龈轮廓的唯一参数。种植体替代天然牙后，由于种植体偏腭侧植入，再加上植入深度、种植体直径及平台转移等因素的影响，修复体的龈下轮廓与种植体长轴的角度往往会超过天然牙的15°。

　　修复体轮廓是由种植体的位置决定的，而临床实际中，修复体的轮廓往往取决于软组织对支撑的需求。如果种植体植入位置过于偏腭侧，唇侧较厚的软组织则需要修复体提供更多的唇向支撑，此时修复体

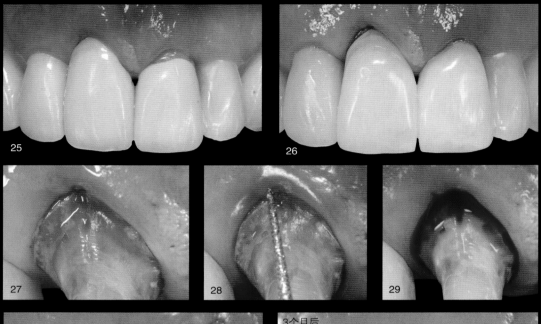

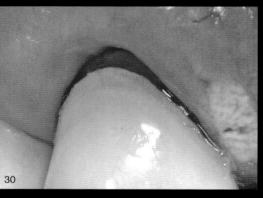

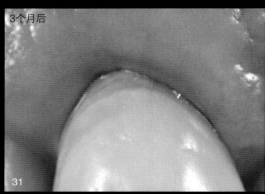

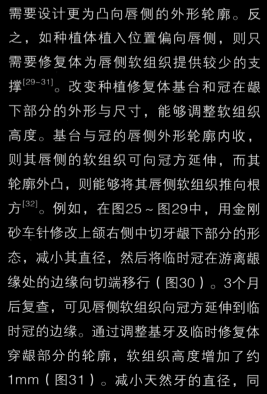

需要设计更为凸向唇侧的外形轮廓。反之，如种植体植入位置偏向唇侧，则只需要修复体为唇侧软组织提供较少的支撑[29-31]。改变种植修复体基台和冠在龈下部分的外形与尺寸，能够调整软组织高度。基台与冠的唇侧外形轮廓内收，则其唇侧的软组织可向冠方延伸，而其轮廓外凸，则能够将其唇侧软组织推向根方[32]。例如，在图25～图29中，用金刚砂车针修改上颌右侧中切牙龈下部分的形态，减小其直径，然后将临时冠在游离龈缘处的边缘向切端移行（图30）。3个月后复查，可见唇侧软组织向冠方延伸到临时冠的边缘。通过调整基牙及临时修复体穿龈部分的轮廓，软组织高度增加了约1mm（图31）。减小天然牙的直径，同

样会发生软组织向切端迁移的现象。

为获得最佳的美学效果，种植修复体颈部穿龈部分最好能模拟天然牙的轮廓（图32，图33）。

种植体植入位置

如果种植体植入牙槽窝的位置太偏唇侧，常常会引起唇侧骨板吸收和/或唇侧龈缘高度的退缩，最终导致出现严重的美学缺陷。在这种情况下，如果种植体植入足够的深度，将修复体的穿龈部分内收，则可以补偿，甚至纠正植入角度所引起的不良美学效果。当然，对于极端的病例，只能取出种植体，进行牙槽骨增量术后，再将种植体重新植入到适宜的位置，才是正确的治疗选择（图34～图39）。

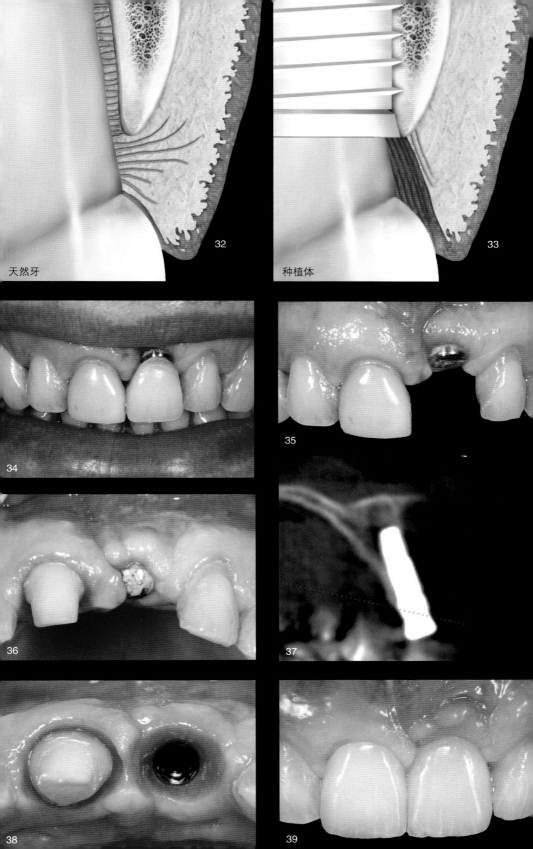

天然牙

种植体

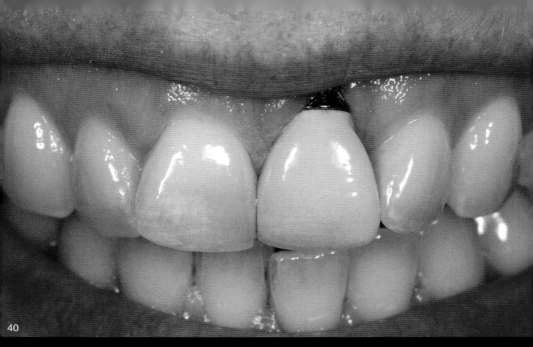

40

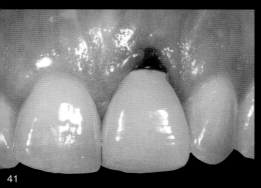

41

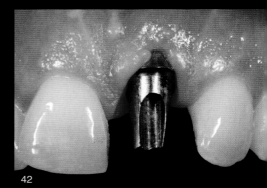

42

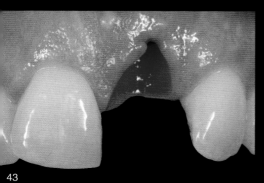

43

种植体植入角度

和种植体植入的位置一样，种植体植入的角度也会影响其上部修复体的轮廓。当种植体的长轴朝向修复体切端时，不仅制作螺丝固位修复体存在困难，而且种植体植入角度不良时，也常常影响修复体的外形轮廓，例如种植体偏唇侧时，会导致基台和牙冠形成向唇侧凸出的外形，而这种凸出的外形会对软组织施加较大的压力，易导致唇侧龈缘顶点的退缩（图40~

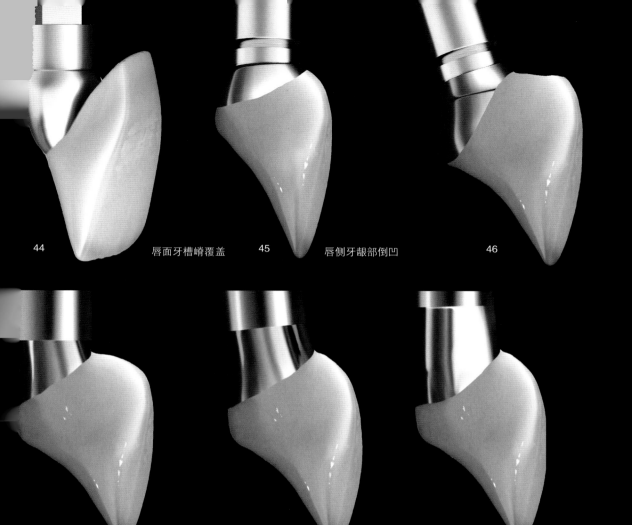

44 　　　　　　　唇面牙槽嵴覆盖　　　45 　　　　唇侧牙龈部倒凹　　　46

47 　　　　　　　　　　　　　　48 　　　　　　　　　　　　　　49

种植体植入深度

　　种植体的植入深度对修复体外形轮廓的影响也不容忽视。当种植体植入深度过浅时，修复医生通常别无选择，只能制作覆盖唇侧牙槽嵴的修复体（图44）。当种植体植入达适宜深度时，才可以形成逐渐过渡的穿龈轮廓。因此，需要将种植体植入到适宜的深度，以利于形成理想的修复体穿龈轮廓（图45～图49）。

　　偏腭侧植入的种植体需要形成较凸的唇侧轮廓来支持软组织形态，如果植入深度不足，牙冠龈缘内侧的根方就会形成一个明显的倒凹（图45）。如前所述，将种植体偏腭侧植入于新鲜拔牙窝内时，血凝块充满于种植体与拔牙窝骨壁间的空隙内，有利于新骨生成，从而逐渐形成较厚的唇侧骨板。此时，需要注意的是，将种植体植入到稍深的位置，能利于修复体形成更理想的唇侧外形轮廓。基于天然前牙唇面游离龈顶点到牙槽嵴顶的平均距离，建议种植体植入新鲜拔牙窝内时，其颈部平台距离唇侧游离龈缘至少3mm，但不超过4mm，以形成修复体丰满的唇面外形轮廓，为唇面软组织提供良好的支撑（图48，图49）。基于修复方面的考虑，合适的种植体植入深度应利于获得平缓的修复体穿龈部分的外形轮廓。

对于具有平台转移设计的种植体，由于基台与种植体连接部的直径更小，因而需要将种植体植入到更深的位置。一般情况下，建议将该类种植体的植入深度增加1mm，以利于获得修复体平缓的穿龈轮廓。从修复医生的角度考虑，修复体的穿龈轮廓是一个非常重要的因素，对于清洁与卫生维护，以及牙龈的美学效果都具有重要的意义。无论是粘接固位还是螺丝固位的种植修复体，在同样的植入深度前提下，二者的穿龈轮廓应该是一致的（图50，图51）。

水平向软组织厚度

种植体周围水平向软组织的厚度对于防止唇侧牙龈退缩非常重要，对于修复体颜色的遮蔽也有重要意义[33-34]。对于粘接固位基台，一些厂商提倡其穿龈部分为凹形或者带有O-ring设计，以增进软组织在基台穿龈部位的厚度。不过Patil等的研究，比较了穿龈部位为凹形与穿龈部位为直型的基台对边缘骨吸收、附着黏膜、红色美学评分、探诊深度以及患者满意度的影响，发现凹形与直型基台穿龈部位设计的临床使用效果无显著差别[35-38]。

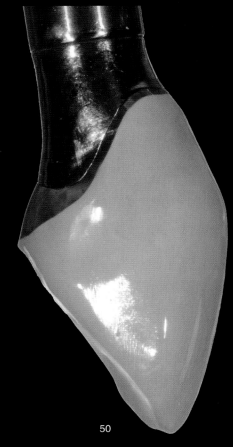

50

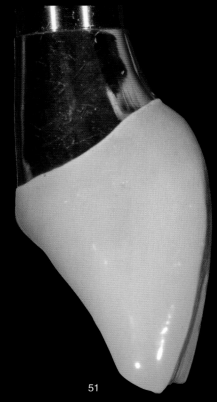

51

2018年Saito等比较了平台转移设计对种植体周围软组织厚度的影响，结果发现，不同种植系统0.33 ~ 0.58mm的平台转移设计，能使其唇侧软组织厚度增加约1.0mm（平均1.38mm）[39]。大于2mm的水平向软组织厚度，对于金属基台或冠边缘的遮色是非常重要的。关于种植体周围软组织厚度，目前还有一个非常重要的问题需要进一步研究证实，就是种植体周围软组织的厚度与牙槽嵴变化二者之间的相关关系。

种植体周围和缺牙区牙槽嵴的结缔组织移植

从1980年开始就有从自体腭部或上颌结节获取结缔组织瓣的报道。在引导骨再生（GBR）技术发明之前，结缔组织移植往往用于牙槽嵴增量[40]，也被用于进行牙齿根面覆盖[41-42]。随着种植修复的推广与流行，这种自体移植物除应用于牙槽嵴增量外，很自然地被应用于增加种植体周围的附着龈和角化龈。

采用结缔组织移植的最主要优点是移植物为患者自体组织，不存在免疫排斥反应。此外，移植物也是有活性的组织，很多情况下不需要被完全覆盖也能成活，这与同种异体真皮移植相比有明显优势。同种异体真皮必须被完全覆盖才能成活并发挥作用。此外，结缔组织移植的优点还包括不会增加额外的费用、移植物生物相容性好等。

使用自体结缔组织移植的主要缺点是需要供区，这会导致患者在愈合阶段更多的不适，并增加了术后出血的可能。

此外，自体能够获取的结缔组织量也有限，不同人的腭部厚度不一样，有的薄、有的厚，导致了可获取的结缔组织量也有差异。

当仅仅需要增加软组织时，可使用同种异体真皮进行软组织增量。其显著优势是移植物不受获取量的限制，可以修复大面积的软组织缺损。此外，该方法不需要额外的术区，与自体结缔组织移植相比，术后不适感明显减轻。

结缔组织移植常应用于拔牙后，即刻种植或延期种植都可能需要。目前，这是一个热点临床话题，不同医生也有适合各自的技术方案。

牙周表型

在现有文献中已有大量报道，不同患者的牙周有不同的软硬组织特征[43-45]。牙齿的形态差别以及特殊的外形，都会与牙周表型有关。方圆形的牙齿通常表现为较平的厚龈生物型，而尖圆形的牙齿通常表现为扇贝形的薄龈生物型。关于不同牙周表型患者与种植相关的唇侧骨板厚度和尺寸的探讨，被引用最多的是来自Cook等在2011年发表的文献[6]。该研究发现薄龈生物型的唇侧骨板厚度大约为0.6mm，厚龈生物型的唇侧骨板厚度为1.2mm。同时，该研究发现，不同牙周表型患者的唇侧骨板厚度的差别其实并不大，最大的区别在于软组织的厚度。由于不同的牙周表型区别在于软组织的厚度，而骨组织都较薄；因此作者认为，在所有情况下的上颌前牙种植治疗都属于美学高风险。

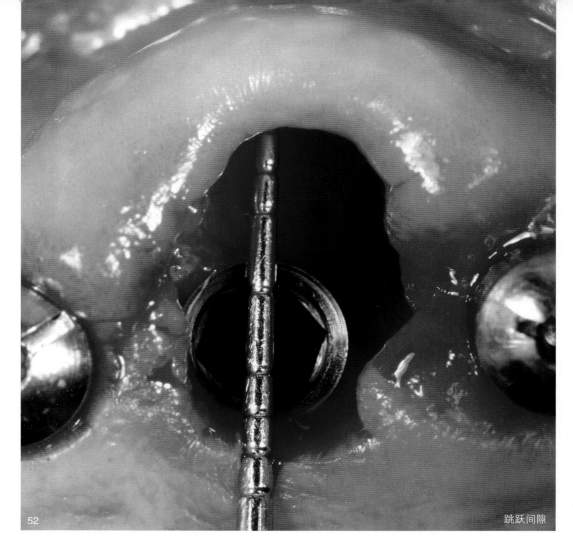

52 跳跃间隙

当然，不同的牙周表型需要相应的修复体穿龈轮廓与之相匹配。较厚的牙龈组织，需要较凸形的修复体穿龈轮廓支撑；薄龈生物型则需要制作较平直的甚至凹形的修复体穿龈轮廓，以避免不理想的修复体穿龈轮廓引起的唇侧龈缘退缩[32]。

跳跃间隙和伤口愈合

当牙齿拔除后在拔牙窝内行即刻种植时，种植体与拔牙窝的唇侧骨壁之间常会有一个间隙，即跳跃间隙，代表了从种植体的唇面到拔牙窝唇侧骨壁之间的距离。这时会有一个问题：在种植体表面，是以何种方式发生的愈合？在图52中，种植体植入了上颌尖牙的拔牙窝内，此时牙周探针测量跳跃间隙约4.25mm。一般认

为，当间隙大于1.5mm时，很容易发生种植体骨结合失败。该病例的间隙远大于1.5mm，然而，仅仅是通过让血凝块无干扰的愈合，该病例的骨愈合效果也很好。没有进行翻瓣，没有一期关闭伤口，也没有使用屏障膜，这是如何发生的呢？

追溯相关文献到1988年，有学者通过模拟拔牙窝内种植，报道了跳跃间隙的大小与骨愈合的关系[46-50]。在Carlsson等的经典文献中，发现种植体与骨壁之间的间隙一旦超过1.5mm，种植体和骨之间就会形成纤维连接[46]。Gotfredsen等、Knox等、Stentz等以及Akimoto等的研究，也报道了类似的结果[47-50]。为何现在的临床实际情况与这些结果有些不一致呢？通过仔细分析Akimoto等的研究，对比现代的治疗理念，会发现其中的不

同[50]。

在Akimoto等的研究中，以犬作为动物模型，拔除牙齿后，让拔牙窝自然愈合。按照设计的种植体与骨板之间的间隙大小，分为无间隙组、0.5mm间隙组、1mm间隙组、1.4mm间隙组。在种植窝洞预备完成后，使用环钻按上述尺寸扩大种植窝洞的冠方部分，然后植入种植体，利用根尖部分的骨组织固定种植体，而在种植体的冠方部分保留间隙。通过上述方式模拟拔牙窝与种植体的跳跃间隙。种植体与骨壁之间无间隙的对照组，通过组织学观察，发现种植体的全部表面都获得了骨结合。种植体与骨壁之间间隙为1.4mm的实验组，可以观察到二者之间形成纤维组织带，这与上述提到的其他研究结果一致。不过需要注意的是，在该研究以及上述其他研究中，常规进行了翻瓣，并且在没有使用屏障膜的情况下，在种植体上方将黏膜瓣进行了关闭缝合。此外，在该研究以及上述提到的其他研究中，也都没有测量种植体周围剩余骨的尺寸。

2005年Araújo等和2010年Caneva等的研究清晰地展示了在拔牙窝愈合过程中剩余骨板厚度对骨吸收和改建的影响[7-9]。如果将带蒂的、有血供的黏膜瓣覆盖在种植体的冠方，由于纤维结缔组织比骨组织增殖迁移更快，会导致纤维结缔组织向下生长，填充了种植体与骨壁之间的跳跃间隙，形成纤维愈合，种植体骨结合失败。如果在种植体冠方覆盖屏障膜，则可以避免上述纤维愈合的形成。虽然如Linkevicius等研究所述[25]，包括种植体植入深度、垂直向软组织厚度，以及种植体表面处理的微观形态等其他因素，对于剩余牙槽嵴骨吸收和骨改建都有影响。但首先需要关注的是，如果拔牙及种植手术过程中不翻瓣，没有在一期手术时拉拢关闭伤口，允许伤口自然愈合，会发生什么呢？那我们应该提倡哪种做法呢？

一期组织瓣拉拢缝合与拔牙窝自然愈合

对于典型的拔牙窝，如果创缘的上皮维持在其原来的位置，伤口发生自然愈合，那么拔牙窝将逐步被骨组织填充。如果在拔牙窝内植入种植体，不管种植体是否位于拔牙窝中央，拔牙窝也会自然愈合，被骨组织填充。与拔牙窝最接近的上皮组织来源是拔牙窝的创缘，由于上皮组织不具备独立的血供，而拔牙窝内最初期的血凝块也没有血供，因此创缘的上皮就不能生长跨过血凝块。只有等到拔牙窝内的血凝块有新生血管形成之后，上皮从下方的新生血管获得血供，才能生长跨过拔牙窝。在这个过程中，上皮的增殖和迁移不会比血凝块内新生血管早，因此拔牙窝内有条件缓慢形成骨组织，如果拔牙窝内有种植体，也有条件发生骨结合。与之相反，如果在一期手术时拉拢关闭组织瓣，此时上皮和纤维结缔组织已跨过拔牙窝的表面，在拔牙窝内新骨形成之前，有机会向下方增殖与迁移，导致拔牙窝内被肉芽组织填充。因此，如果行翻瓣种植并将拔牙窝缝合关闭，当跳跃间隙大于1.5mm时，就可能会看到间隙内长入纤维组织。

皮肤在经历擦伤后，皮肤上皮会在血凝块下方，利用血凝块下方新鲜结缔组织提供必要的血供生长而愈合。而同样面积的拔牙窝，如不进行一期拉拢关闭，由于拔牙窝的深度，上皮无法以同样的方式发生愈合。8~10mm直径的皮肤擦伤，大约需要7天即可实现上皮化，血凝块剥

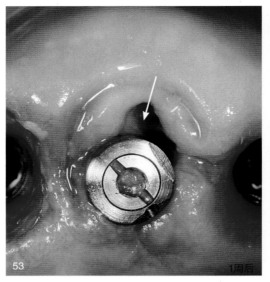

53　　　　　　　1周后

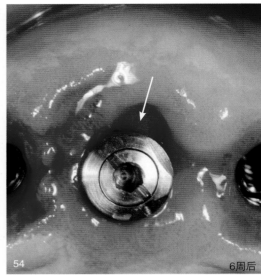

54　　　　　　　6周后

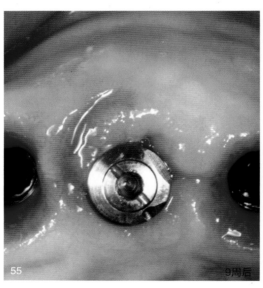

55　　　　　　　9周后

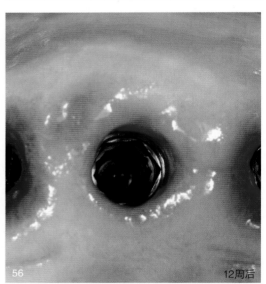

56　　　　　　12周后

脱。而同样大小的典型拔牙窝，则需要3周左右才能发生上皮的愈合。如果不进行翻瓣，上皮需要一定时间才能覆盖拔牙窝，在上皮覆盖拔牙窝之前，源于新生骨的新生血管已经替代了血凝块。因此对于不同大小的跳跃间隙，最终愈合的结果可以没有区别，拔牙窝能够通过自然愈合被骨组织填充[51]。

临床病例及其组织学证据

　　一个相邻牙齿连续拔除的病例，其

上颌左侧尖牙拔除后，植入一颗小直径（4.0mm）的种植体，其唇侧留有约4.25mm的较宽跳跃间隙（图52）。该尺寸是以往研究中认为容易发生骨结合失败的最大间隙的2倍多。尽管如此，针对该病例常规安装愈合基台。1周后复查，可见拔牙窝内的基台表面形成黄色的血凝块（图53），在早期愈合阶段发挥保护拔牙窝、避免食物进入的作用。6周后复查，可见肉芽组织形成（图54）。一般情况下，肉芽组织大约3周即可形成。但

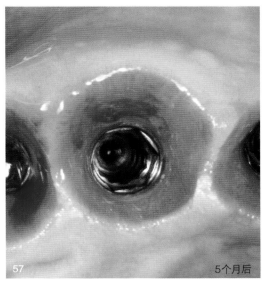

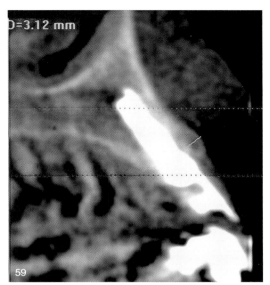

5个月后

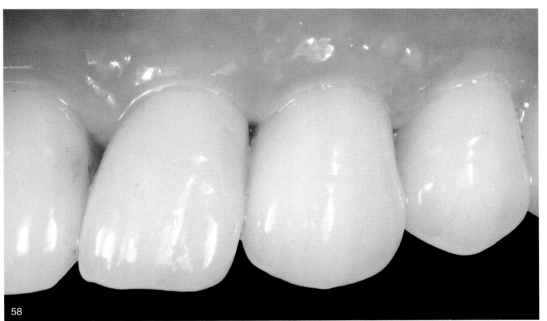

由于该拔牙窝太大，跳跃间隙太宽，新生血管的生成需要更长的时间。此时血凝块仍然在拔牙窝内原位，保护种植体表面。9周后，拔牙窝表面开始上皮化形成角化上皮（图55）。12周后，角化上皮的形成已经非常理想（图56）。

5个月后，到了软组织塑形和种植体负载的时间。取下愈合基台后，可以清楚地看到种植体上方有理想的组织形成（图57），但这些是何种组织类型尚无法确定。临时修复体进行软组织塑形与种植体负载，种植位点继续愈合3～4个月。图58为最终完成的修复体。种植体周围无深牙周袋，软组织健康稳定。但此时种植体表面是与何种类型的组织发生的结合未知。CBCT可以显示种植体唇侧有厚约3.12mm的高密度组织（图59），但如需确认该组织的类型，唯一的方法是进行组织学切片。非常感谢该患者的知情同意，自愿将该种植体及部分周围组织捐献用于

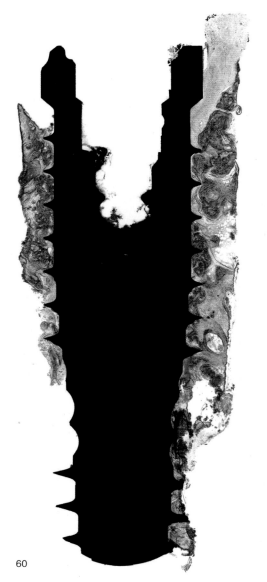

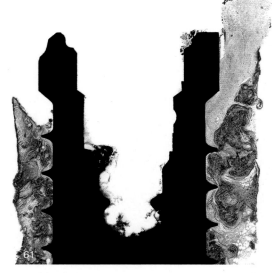

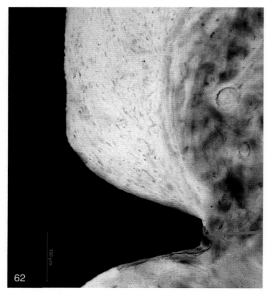

60

61

62

科学研究。

　　手术将该种植体附带周围一小块骨取出，然后对该位置进行位点保存，以重建骨缺损。骨愈合后，重新植入一颗种植体，新植入的种植体愈合良好。对于该患者，由于其近远中相邻的牙位均有种植体，即使无法植入新种植体或新种植体失败，仍可采用种植固定桥的方式加以弥补。

　　图60为该种植体及周围组织的组织学切片结果。在种植体顶端与牙冠的衔接处，存在少量的伪影，可能是在愈合过程中，仅有血凝块覆盖种植体的时候进行探诊引起的。尽管种植体的顶部完全暴露，但可见上皮组织附着在种植体的表面，说明种植体良好的组织适应性。在种植体肩部，可见结合上皮形成（图61），这是正常的生物学宽度，从种植体的第一个螺纹处即开始有骨组织直接接触。因此，本病例说明，较大的跳跃间隙，即使是4.2mm，通过自然愈合，仍能获得骨结合

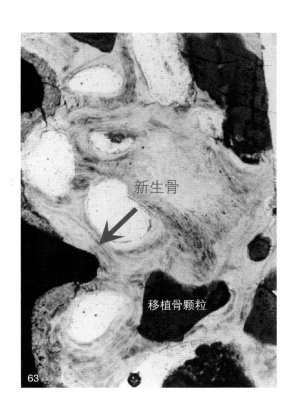

新生骨

移植骨颗粒

63

（图62）。该病例的组织学研究结果说明了跳跃间隙的大小不是骨结合的关键，而是要求：①血凝块的形成不受干扰；②拔牙窝的边缘不翻瓣；③允许拔牙窝自然愈合。

跳跃间隙植骨

植骨材料是如何影响拔牙窝愈合的生物学过程的呢？植骨材料可以保存牙槽嵴的外形，预防软硬组织塌陷和退缩。但无论是否植入植骨材料，以及植骨材料是何种类型，拔牙窝愈合所发生的骨组织学反应是相同的。植骨材料放入拔牙窝后，骨粉颗粒阻碍了新生肉芽组织向骨表面生长，使种植体与口腔环境隔离。这些颗粒会被逐渐推开，之后才被新生结缔组织、肉芽组织和骨组织替代。图63显示在2.5

年后，部分植骨材料仍然存在，只是已经被新生骨包绕，不与种植体接触，在种植体表面的是新生骨和骨髓。在植骨时，无论使用多大的力量将植骨材料压入骨间隙，这些颗粒最终还是会散开，并整合到新生骨组织内[52]。

从种植体存留以及骨结合的观点来看，跳跃间隙内是否植骨并不是关键因素。尽管如此，基于美学的考虑，临床中常要求必须在间隙内植骨，以维持剩余牙槽嵴的外形，阻止其塌陷，减少种植体周围软组织的退缩。最终哪种细胞和种植体表面发生结合，与植骨材料的类型无关，只与患者自身的愈合能力有关。

骨厚度和牙槽嵴尺寸的变化

作者近年来开展了一系列研究，探讨拔牙窝的组织厚度与其颊舌向尺寸变化之间的关系[53-54]。研究分为4个治疗组，受试对象分别来自纽约、亚特兰大、阿根廷布宜诺斯艾利斯的牙科诊所。分组情况如下：

（1）第一组：不植骨，也不戴用临时修复体，这与Ueli Grunder的研究[53]中设置的对照组类似，种植体植入拔牙窝后，仅安装一个直型愈合基台（图64）[21]。

（2）第二组：不植骨，但戴用临时修复体以维持软组织外形（图65）。

（3）第三组：植骨，但不戴用临时修复体，仅安装一个愈合基台（图66）。

（4）第四组：植骨，且戴用临时修复体，类似第1章中所展示病例（图67）。

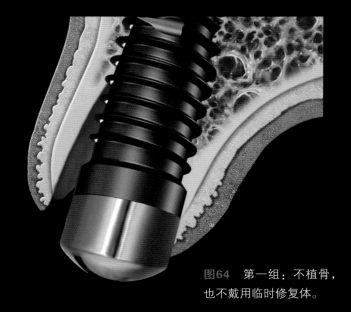

图64 第一组：不植骨，也不戴用临时修复体。

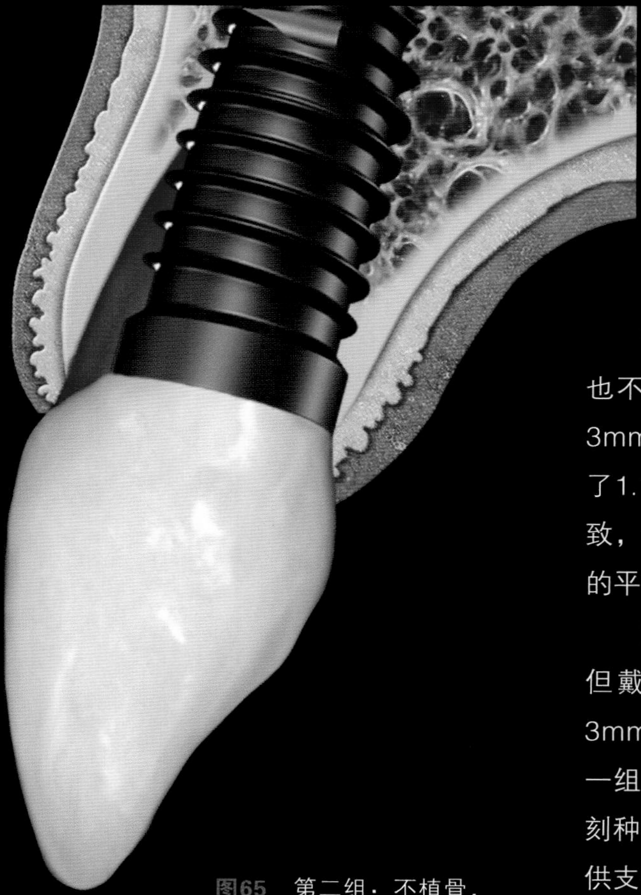

图65 第二组：不植骨，但戴用临时修复体。

第一组：拔牙窝即刻种植后不植骨，也不戴用临时修复体。在距离游离龈缘3mm的位置，牙槽嵴的颊舌向尺寸减小了1.1mm，该结果与Grunder等的研究一致，说明这是不翻瓣拔牙后拔牙窝可预期的平均尺寸变化。

第二组：拔牙窝即刻种植后不植骨，但戴用临时修复体。在距离游离龈缘3mm的位置，颊舌向的尺寸变化相比第一组略小一些，为0.4~0.5mm。提示即刻种植后如果安装临时修复体为软组织提供支撑，能获得约0.5mm的额外的牙槽嵴颊舌向厚度。

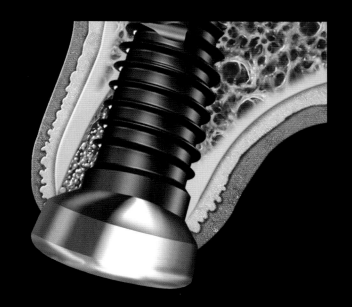

图66　第三组：植骨，但不戴用临时修复体。

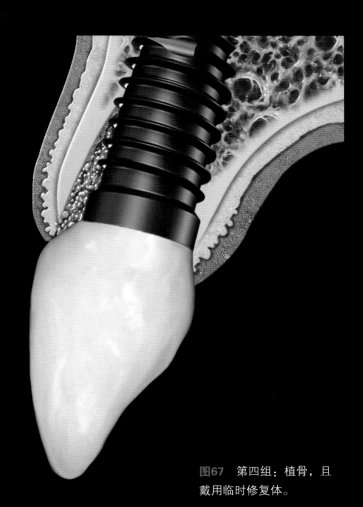

　　第三组：植骨，但不戴用临时修复体，仅安装愈合基台。令人惊喜的是其结果比第二组更好，说明单纯植骨也非常有助于维持牙槽嵴的外形和轮廓。

　　第四组：植骨，且戴用临时修复体。结果显示，牙槽嵴保持原有轮廓，仅发生约0.1mm的尺寸变化。

　　上述研究结果证实，牙齿拔除后，即刻植入种植体，同期进行植骨，并行即刻临时修复，是一种结果可预期的临床方案，能够有效地保留剩余牙槽嵴，获得较为理想的牙槽嵴尺寸和外形轮廓（图68）。

图67　第四组：植骨，且戴用临时修复体。

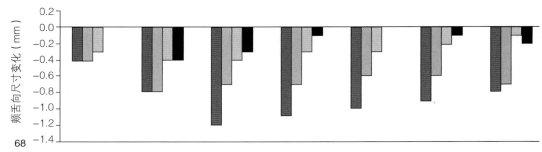

	与游离龈的距离（mm）						
	0	1	2	3	5	7	9
■ 无BGPR	− 0.4	− 0.8	− 1.2	− 1.1	− 1.0	− 0.9	− 0.8
▨ PR	− 0.4	− 0.8	− 0.7	− 0.7	− 0.6	− 0.6	− 0.7
▢ BG	− 0.3	− 0.4	− 0.4	− 0.3	− 0.3	− 0.2	− 0.1
■ BGPR	− 0.0	− 0.4	− 0.3	− 0.1	− 0.0	− 0.1	− 0.2

BG，骨移植；PR，临时修复

种植体周围软组织厚度

牙龈的颊舌向厚度对修复体及基台的遮色发挥着重要的作用。研究认为能够对基台和种植体起到理想遮色效果的最小软组织厚度为2mm[33]。在同一研究中，作者除了测量颊舌向软组织的厚度，还对不同处理条件下的软组织颊舌向尺寸变化进行了评估。该研究在以下3个不同的位置水平，分别测量了游离龈的厚度：龈1/3（Gingival组），即距离游离龈缘约3mm、紧邻种植体–基台界面的区域；中1/3（Middle组），即距离游离龈缘约2mm的区域；切1/3（Incisal组），即距离游离龈缘约1mm的区域（图69）。由于游离龈需在最顶端汇聚成一终点线，所以切1/3通常比较薄，而中1/3和龈1/3则必须足够厚，以遮盖位于其下方的种植体、基台及修复体的金属色。

第一组：即刻种植后仅安装愈合基台，不植骨；测量结果为切1/3的牙龈厚度为1.2mm，中1/3的牙龈厚度为1.8mm，

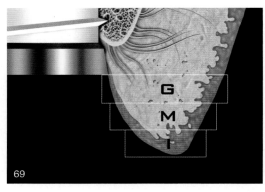

龈1/3的牙龈厚度为2.3mm。第二组：即刻种植后戴用临时修复体，不植骨；结果为切1/3的牙龈厚度与第一组类似，中1/3和龈1/3牙龈厚度增加。第三组：即刻种植后植骨，但不戴用临时修复体，仅安装成品基台；测量结果与第二组几乎一样。第四组：即刻种植后同期植骨且戴用临时修复体；测量结果可见中1/3的牙龈厚度达2.4mm，龈1/3的牙龈厚度达3.1mm，各部分软组织厚度均超过了遮盖其下方基台与修复体颜色的2.0mm的最低要求。综上所述，从种植体周围软组织的厚度方面去考虑，最佳的治疗方案为即刻种植后同期植骨且戴用临时修复体，能够有效地增加种植体周围软组织厚度（图70）。

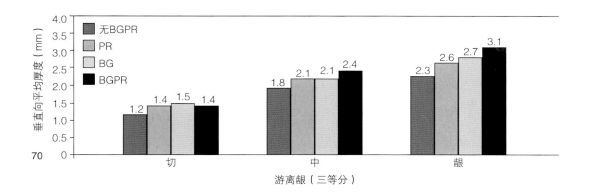

种植体周围组织变色

组织变色是引起种植修复后美学效果不理想的一个重要问题。目前有多项研究对牙冠（白色）和牙龈（粉色）颜色的色觉感知进行了探讨[55-57]。10余年前，Park等研究关注到一个现象，应用喇叭口状颈部设计的软组织水平种植体，最终修复后发生牙龈颜色改变的比例高达100%[55]。近期，Benic等的回顾性研究报道，单颗牙种植后牙龈颜色改变的发生率达到60%[57]。基于作者前期研究，如果即刻种植后采用跳跃间隙内植骨和配戴临时修复体的方案（本书中将其称为"双区管理技术"），牙槽嵴的塌陷小于0.2mm，且在未行结缔组织瓣移植的情况下，种植体周围组织厚度会增加1.0mm。根据下面将要介绍的牙龈变色的感知阈值为3.1[58]，那么在采用双区管理技术治疗的患者中，牙龈变色的比例下降到了20%。

普通人对牙槽嵴轮廓塌陷的感知

牙槽嵴塌陷多少才会引起人的注意呢？由于视觉上的组织颜色改变与软硬组织塌陷有关，为预防这种不良结果，软硬组织的良好支撑、避免发生塌陷即显得非常重要。根据Johnston和Kao以及Ghinea等的研究，普通人感受到颜色差异的阈值为3.7[59-60]。Sailer等最近报道，普通人对于粉色感知的阈值为3.1[61]。Chu和da Silva等有一项尚未发表的研究，对于中切牙存在0.25～1.5mm的不同程度软组织塌陷者的双侧中切牙牙龈颜色进行分析。研究者使用分光光度计，分别测量同一个人塌陷侧与正常侧中切牙的牙龈颜色，并计算颜色差别，计为ΔE。结果发现，牙槽嵴塌陷少于0.25mm时，塌陷侧与正常侧中切牙的牙龈颜色差异ΔE小于3.1；当塌陷达到1.0mm或更多时，ΔE会大于3.1，提示会有潜在的美学问题。

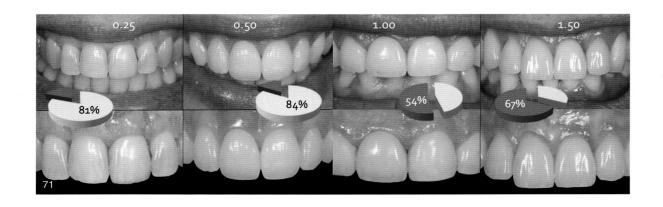

81% 84% 54% 67%

71

基于上述结果，对100名普通人进行调查和提问："您能看出来两颗门牙牙龈颜色的差异吗？"100名调查对象中，针对0.25mm的牙槽嵴塌陷，绝大多数的调查对象不能分辨出两颗中切牙牙龈的颜色差别。当存在0.5mm的牙槽嵴塌陷时，84%的调查对象尚不能发现两颗中切牙牙龈的颜色差别。当牙槽嵴塌陷达到1.0mm时，约一半的调查对象可以发现牙龈颜色的差异。对于牙槽嵴塌陷达1.5mm且伴组织着色的薄龈生物型患者，约2/3（67%）的调查对象能够发现颜色差异。在该研究中，将能够被半数调查者发现，而另一半调查者不能发现的颜色差异，定义为"感知阈值"。因此基于上述调查结果，1.0mm的牙槽嵴塌陷为组织变色的感知阈值。

较小的牙槽嵴软硬组织塌陷，不会导致出现普通人能观察到的颜色改变，当存在明显塌陷时，牙龈的颜色改变会明显（图71）。为预防牙槽嵴软硬组织变色，推荐即刻植入种植体的同期进行植骨，尽量避免在发生颜色改变后，再进行伴有或不伴有硬组织增量的结缔组织移植治疗。

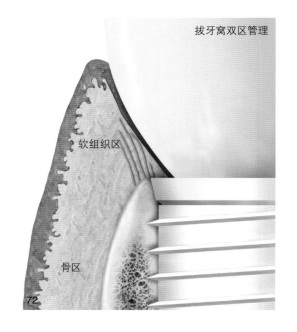

拔牙窝双区管理

软组织区

骨区

72

拔牙窝双区管理技术

双区指的是在拔牙窝行即刻种植时受影响的两个区域：①骨区：位于种植体平台的根方；②软组织区：位于种植体平台的冠方[62]（图72）。这两个区都会在颊舌向上发生尺寸变化以及退缩和塌陷。拔牙窝双区管理技术能够使牙槽嵴颊舌向的塌陷最小化，增加种植体周围软组织的厚度，并预防软硬组织变色，而不需要再使用创伤更大的结缔组织移植来达到理想的美学效果。

植骨材料

在应用双区管理方案时，有关植骨材料的选择仍存在很多不同的意见。一个原因是目前市场中有很多来自不同制造商的不同产品。此外，许多医生也有各自的喜好或已经使用多年的首选材料。尽管如此，根据治疗部位的特点以及治疗结果的需要，选择适宜的植骨材料，将更有利于获得可靠的治疗效果。

目前，临床中可使用的植骨材料可以分为4个基本类型：自体骨移植物、同种异体骨移植物、异种骨移植物和异质骨移植物（合成人工骨材料）。

自体骨移植物

自体骨移植物来源于患者的自体骨。可以获取自口内的部分区域，如下颌升支、上颌结节、下颌颏部正中联合两侧或牙槽嵴；也可以获取自口外，如髂嵴、腓骨或颅骨。自体骨具有理想的生物相容性，不存在任何免疫排斥反应，绝大多数临床医生都认为自体骨是最佳的植骨材料。自体骨移植物在吸收时能够释放多种生长因子，与惰性材料相比，还能加速愈合。自体骨移植物可以处理成颗粒状使用，对于大范围的缺损，也可以使用块状骨移植物。自体骨移植物可以全是皮质骨，也可以全是松质骨，或者两者兼有。移植物中皮质骨比例越高，吸收越慢。松质骨比例越高，吸收越快，更容易发生骨改建和骨替代。

同种异体骨移植物

同种异体骨移植物来自基因不同的同种属的其他人的活体或尸体。移植物经过冻干、辐照、化学处理或上述方法的联合应用，使其免疫原性最小化。移植物可以是矿化的，也可是脱矿的。在口腔种植和牙槽嵴增量中常用的是矿化的同种异体骨移植物，这类材料吸收慢，植入后可以更长时间地维持骨再生的空间。同种异体骨移植物可以是皮质骨、松质骨或两者兼有。同自体骨一样，皮质骨含量越高，吸收越慢。同种异体骨移植物也可以联合使用多种类型：皮质骨，松质骨，脱矿和矿化的混合使用。有些制造商还通过胶原材料将不同性质的颗粒混合固定成骨块，以便于夹持或填塞，提升可操作性。此外，移植物颗粒的大小也有不同，例如0.25～1.0mm、1.0～2.0mm，或者更大。当然，颗粒越小，吸收速度越快。由于此类材料的类型较多，操作者在选择时可能会面临一些困惑。需要注意的是，颗粒大小、是否矿化、去免疫原性的处理方案、其他成分（比如胶原）的添加等，都可能会影响移植物在体内的反应以及最终的成骨效果。

异种骨移植物

异种骨移植物是指移植物来源于其他种属。最常见的来源是牛骨。这类材料主要是作为自身骨组织长入的支架材料，以维持成骨的空间。这类材料是牙槽嵴骨增量和上颌窦提升术中最常用的材料，可以单独使用，也可以与自体骨或同种异体骨联合应用。这类材料的主要优点是吸收时间很长，因此可以在牙槽嵴骨增量或上颌窦提升术中长期维持所需要的外形轮廓。有些制作商将异种骨与胶原基质交织在一起，做成特定的形状大小，根据不同的需要和适应证，更利于操作和塑形（图73，图74）。

异种骨移植物

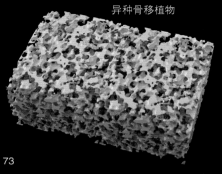

73

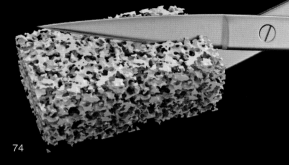

74

薄龈生物型

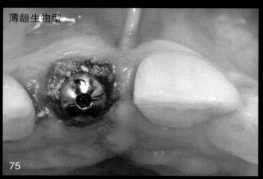

75

4.5个月

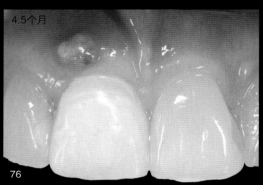

76

异质骨移植物（合成人工骨材料）

合成人工骨材料是由人工合成材料组成的骨代用品。最常见的材料成分是 β-磷酸三钙（β-TCP）和羟基磷灰石（HA）。其中β-TCP是可吸收的，而HA不可吸收或吸收非常缓慢。这类材料的优点是不需要开辟第二术区取骨，获得量没有限制，而且没有免疫原性。在合成人工骨中，有时也会将β-TCP和HA联合使用，以发挥两种材料不同吸收率的优势。可以通过不同的HA处理方式来调节吸收的速度。

在需要作为成骨支架、短期或长期维持成骨空间时，一般应用HA；在需要植骨材料很快被吸收并被自身新生骨替代时，则选择β-TCP。

用于双区管理方案的植骨材料

在双区管理的治疗理念中，植骨材料不仅填充种植体与唇侧骨壁之间的间隙（骨区），也填充软组织的余留间隙（软组织区）[62]。正确地选择植骨材料对于治疗的效果具有重要意义，包括植骨材料的类型、颗粒大小等特征，不合适的植骨材料有刺激种植体周围软组织的可能。

2011年，Araújo、Linder和Lindhe发表了一篇文章，报道了无意中将植骨材料颗粒包裹进拔牙窝即刻种植的种植体周围软组织中之后的组织学反应[63]。该报道中的植骨材料是Bio-Oss Collagen（Geistlich），它是一种包裹在骨胶原基质中的异种骨颗粒。结果发现遗留在软组织内的异种骨颗粒没有出现炎症反应。然而，作者的发现与上述结果不同，使用这类材料进行双区植骨后，在骨区是可接受的，但在软组织区的效果并不理想。由于这类移植物颗粒不能及时被吸收，在长远来看成为一个刺激物。图75和图76显示了一薄龈生物型患者在植骨后4.5个月的情况，可见由于植骨颗粒穿透软组织后脱

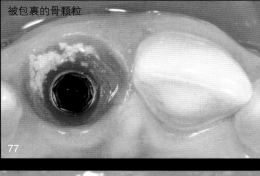

被包裹的骨颗粒

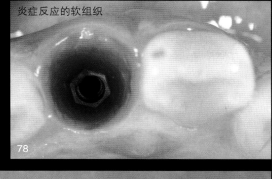

炎症反应的软组织

77

78

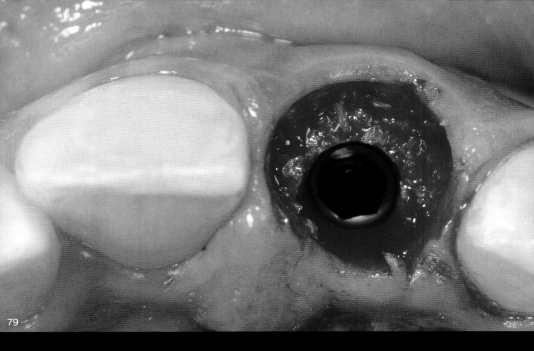

79

落，形成了唇侧瘘管。图77显示一例厚龈生物型患者，植骨材料包裹在软组织龈沟内，但未能穿透较厚的牙龈软组织。

当使用小颗粒矿化的皮质-松质同种异体骨填充软组织区间隙时也需要谨慎，因为皮质骨颗粒吸收缓慢，也可能会成为刺激物（图78）。大约10%的病例会出现软组织刺激症状。因此，在进行双区植骨时，适于同时用于骨区和软组织区的理想植骨材料是小颗粒的矿化同种异体松质骨。这类材料作为填充物能够维持牙槽嵴的外形和体积，并利于软组织增厚。且因其能及时吸收，不会引起软组织局部刺激（图79，图80）。

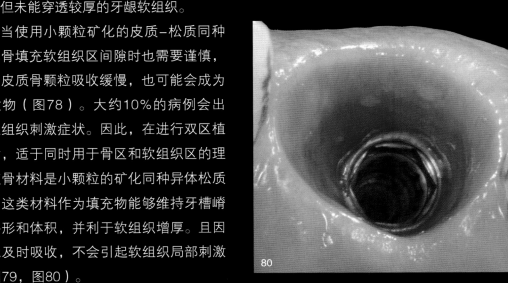

80

修复性拔牙窝封闭

修复性拔牙窝封闭（Prosthetic Socket Sealing）的概念由Trimpou和Weigl等在10多年前提出的，是指在拔牙后即刻种植的愈合期内，使用临时修复体来固定和保护植骨材料，不同于常规外科方法使用屏障膜覆盖关闭术区[64]。该方法已经得到证实，对于提高美学效果非常有效。修复性拔牙窝封闭技术一般采用个性化愈合基台或临时修复体封闭拔牙窝。

个性化愈合基台

个性化愈合基台，其实就是临时修复体从种植体平台到龈缘的龈下这部分，这是即刻种植后封闭拔牙窝的最低需求。最近一项研究比较了延期与即刻临时修复的美学结果，后者表现出更少的牙龈退缩和塌陷[65]。在拔牙窝双区管理技术中，个性化愈合基台作为一个修复性封闭装置，在愈合过程中发挥固定、维持和保护植骨材料的作用（图81~图89）。

当即刻植入种植体的植入扭矩低于25Ncm时，建议使用个性化愈合基台。在这种情况下，临时修复体可能存在因咬合负载而导致种植体脱落的风险[66-67]。

临时修复体

拔牙窝即刻种植后，如戴用临时修复体，则要求种植体具备足够的植入扭矩以及初期稳定性，植入扭矩应不低于35Ncm。在拔牙窝双区管理技术中，如拟采用临时修复体维持和保护植骨材料，要先制作临时修复体，再进行植骨的操作。临时修复体可以使用丙烯酸树脂或复合树脂在椅旁制作，或由技工中心提前制作好。

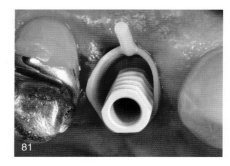

图81 拔牙窝内放入iShell（BioHorizons, Vulcan Custom Dental），并将PEEK临时基台就位于种植体。

图82 用于在拔牙窝内放置iShell的工具（PPIS，Hu-Friedy）。

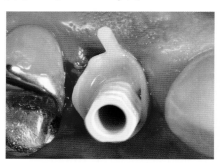

图83 当iShell与PEEK临时基台就位良好后，用自凝树脂或复合树脂将二者粘接在一起。注意仅需要少量树脂将二者固定连接即可，树脂不要将iShell的边缘覆盖。

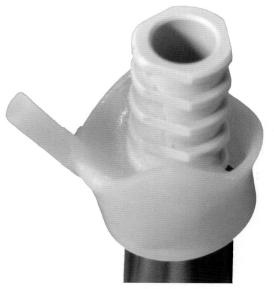

图84 将固定在一起的iShell与临时基台整体取下，用高压蒸汽冲洗，二者之间的残余间隙在口外进行填充。

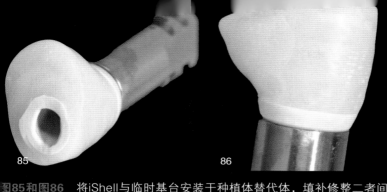
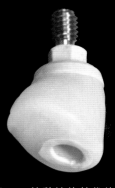

85　　　　　　　　　　　86

图85和图86　将iShell与临时基台安装于种植体替代体，填补修整二者间的间隙后，参考附着龈龈缘的高度，去除多余的iShell以及PEEK基台部分，打磨、精修、抛光，获得具有适宜轮廓的个性化愈合基台。

图87　从种植体替代体上取下个性化愈合基台，口内就位前行蒸汽清洗。

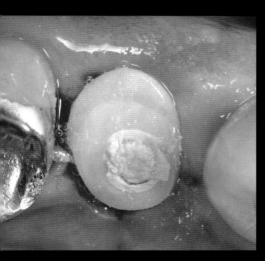

图88　个性化愈合基台作为修复性拔牙窝封闭装置，在愈合期内能容纳、保护植骨材料。

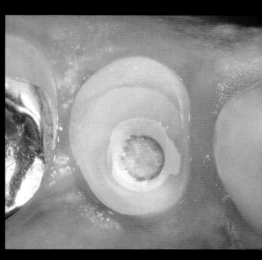

图89　术后2周复查，愈合正常。

按照前述方法微创拔除患牙，注意先使用刀片锐性分离患牙的牙龈纤维，避免撕裂牙龈。彻底清理拔牙窝，在拔牙窝偏腭侧植入种植体。制作完成临时修复体，进行试戴，之后将其从种植体上取下，换上一个较小直径的直型愈合基台，空出唇侧间隙，以利于进行植骨操作。确保植骨材料不仅填充于骨区，也能延伸填充至游离龈边缘，即软组织区（图79）。卸下愈合基台，将临时修复体重新就位于种植体并旋紧中央螺丝，作为修复性拔牙窝封闭装置。螺丝固位临时修复体在龈下只有一个界面，即种植体-基台

界面，没有粘接剂，可以避免粘接剂残留带来的风险。当种植体初期植入扭矩不足25Ncm时，可以经过同样的临床操作，使用个性化愈合基台替代临时修复体。

拔牙后即刻种植同期制作临时修复体，能有效地保存与邻牙的接触，维持牙龈乳头，有利于实现最终的美学修复。

1992年，Tarnow、Magner和Fleche的研究提出了一个理念，邻面接触区的一个作用是其关乎着牙间乳头的保存与缺失[68]。即刻种植即刻修复能够恢复邻面接触区，继而有利于保存牙龈乳头的高度和位置[69]。对于扇贝形的牙龈，如果其邻面

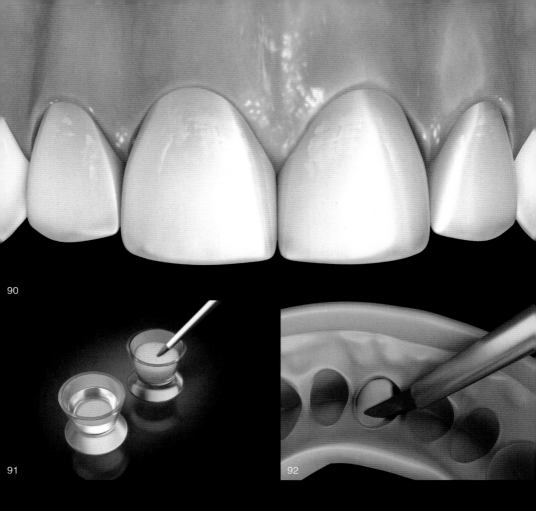

90

91

92

妾触和牙龈乳头得不到支撑，其牙龈乳头
一旦退缩变得扁平后，很难再恢复到原有
的高度和位置。

**应用修复性拔牙窝封闭概念进行拔牙窝双
区管理技术的病例图示**

拔牙窝双区管理技术需要在植骨前制
作好临时修复体或个性化愈合基台，如果
先将植骨材料填充至软组织区，很难再制
作上部修复体。患牙拔除前，先制取诊断
性印模（图90）；在印模内，使用自凝
树脂或复合树脂复制一个患牙牙冠外形
的暂时冠外壳（图91，图92），修整去
除多余的材料后备用（图93~图95）。
安照本章前述讲解，不翻瓣微创拔除患
牙（图3~图10）：锐性分离患牙的牙龈
纤维·使用较细喙的牙钳拔除患牙（图

4~图7）；取出全部的残留牙根（图8~图
10）；彻底清理拔牙窝。

在拔牙窝内偏腭侧植入种植体，多数
情况下，在种植体的唇侧和邻面均存在间
隙（图96，图97）。种植体植入后，安
装PEEK临时基台，用于制作螺丝固位的
临时修复体（图98）。将之前做好的暂
时冠外壳内部掏空，并将其舌侧或切端开
窗，使其不被临时基台阻挡，能够在口内
顺利就位（图99，图100）。在口外将部
分树脂涂布于暂时冠外壳内，口内临时基
台表面也添加部分树脂，之后迅速将暂
时冠外壳就位于口内的临时基台上（图
101~图103）。在树脂结固过程中，暂
时冠外壳应固定于正确的位置上，可略唇
倾·以避免咬合接触（图104）。需要注

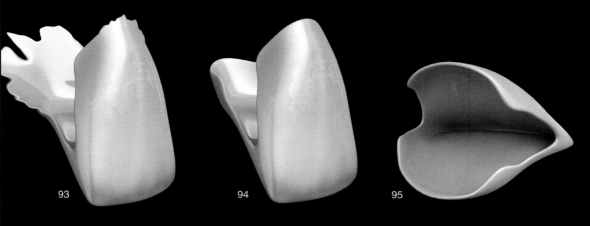

93　　　　　94　　　　　95

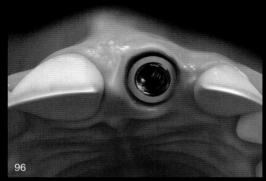

96

探查跳跃间隙

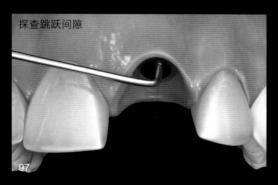

97

临时基台

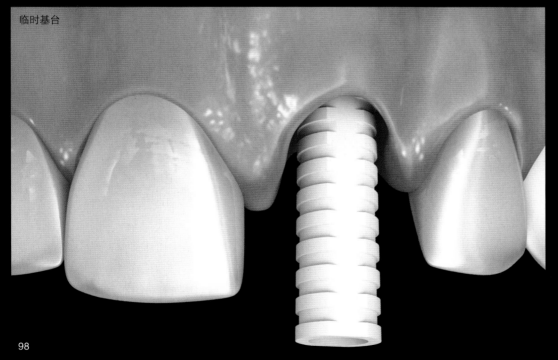

98

意的是，在添加树脂以及树脂固化时，避免堵塞螺丝通道，以便于树脂结固后使

用螺丝扳手卸下临时修复体（图105，图106）。

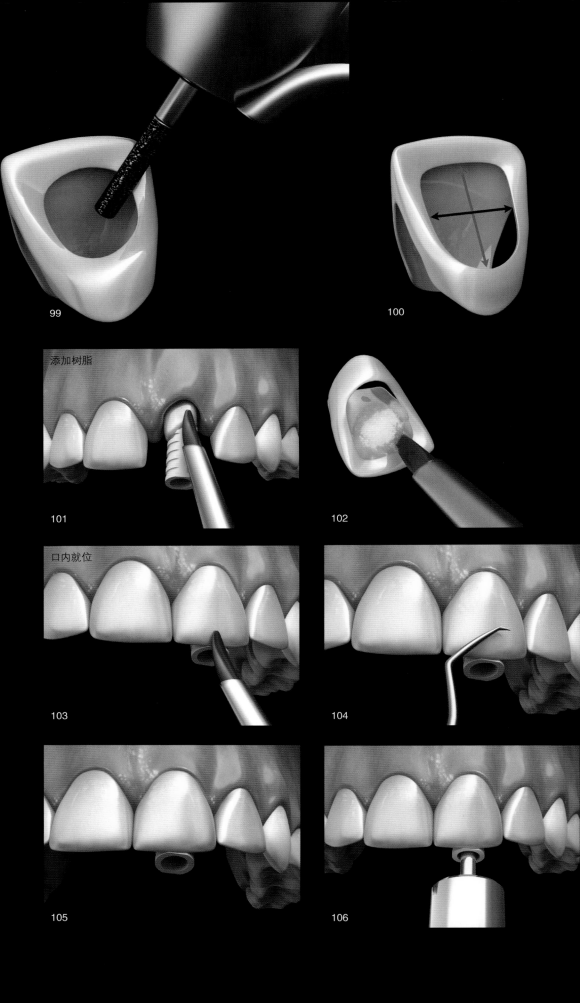

99

100

添加树脂

101

102

口内就位

103

104

105

106

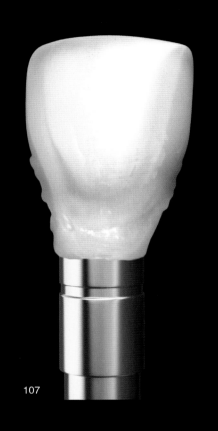

107

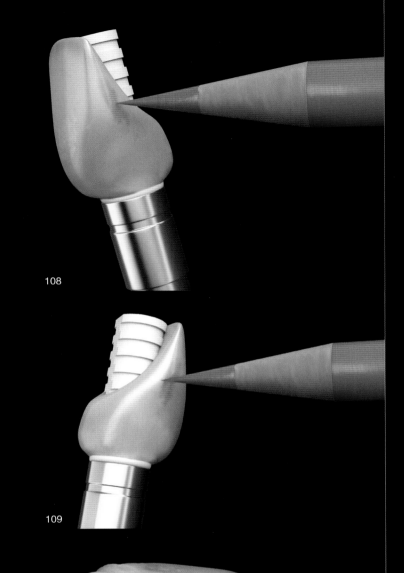

108

109

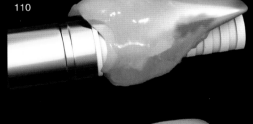

110

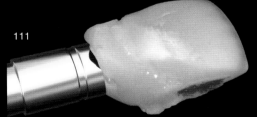

111

　　从口内卸下的临时修复体，安装在口外的替代体上，使用红色蜡笔标出邻接区（图107～图111）。在PEEK临时基台与暂时冠外壳的空隙内填补树脂材料（图112～图114）。使用高速或低速手机去除多余的材料，操作过程中注意冷却降温（图115～图118）。如修复体表面还存在小的空隙或外形轮廓不理想，再次用树脂填补修整后，进行精修和抛光（图119～图121）。使用专门的染色树脂进行外染色，实现最终的配色（图122，图123）。

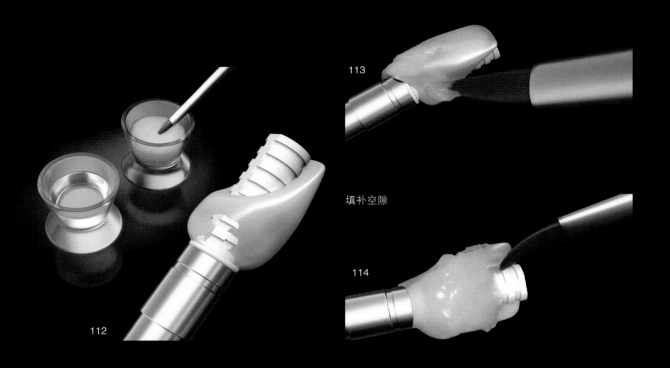

113

填补空隙

114

112

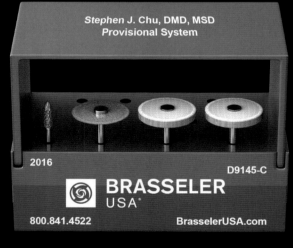

Stephen J. Chu, DMD, MSD
Provisional System

抛光轮　　火焰状技工磨头

2016　　　　　　　　D9145-C

BRASSELER
USA®

800.841.4522　　BrasselerUSA.com

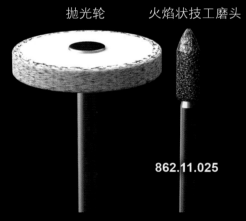

862.11.025

115

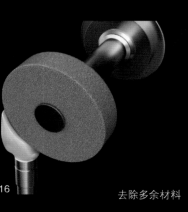

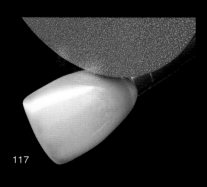

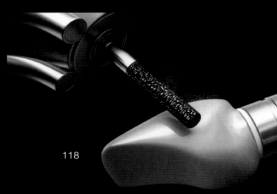

117

118

16

去除多余材料

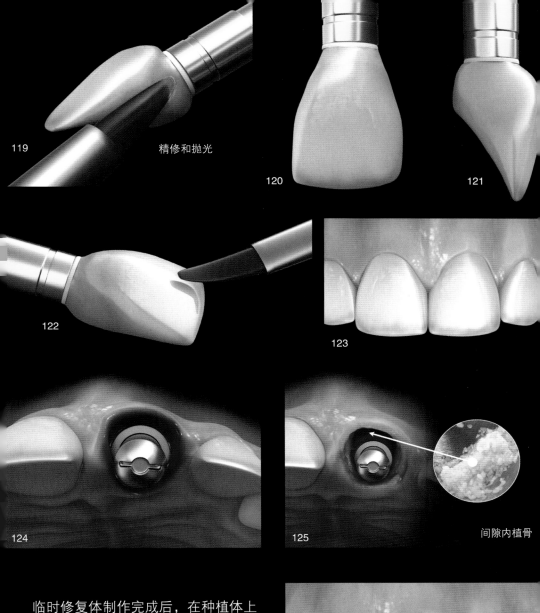

119 精修和抛光

120

121

122

123

124

125 间隙内植骨

临时修复体制作完成后，在种植体上安装一个直型愈合基台。如果种植体带有平台转移设计，需使用同样具有平台转移设计的愈合基台（图124）。小颗粒的矿化同种异体松质骨与无菌生理盐水混合后（图125），使用骨粉填充器拾取植骨材料，植入跳跃间隙内（图126），并用小弯头骨填充器压实植骨材料。重复上述骨充填过程，直至植骨材料与游离龈缘基本平齐（图127~图129）。待间隙内的植骨材料稳定大约10分钟，使血凝块获得

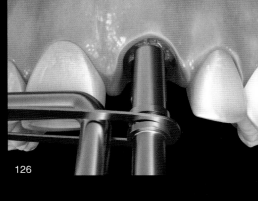

126

一定的稳定性之后，取下愈合基台（图130）。将临时修复体或个性化愈合基台就位于种植体，进行拔牙窝封闭，以维持

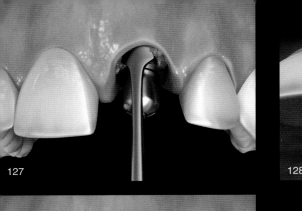

127

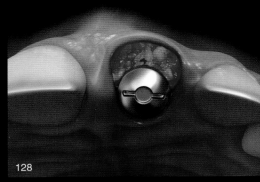

128

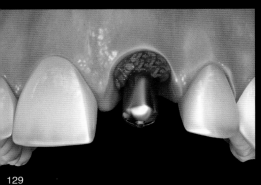

129

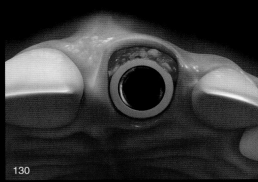

130

修复体封闭拔牙窝

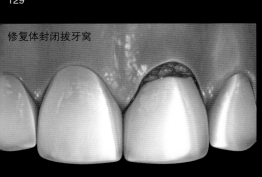

131

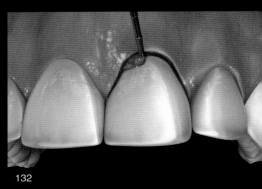

132

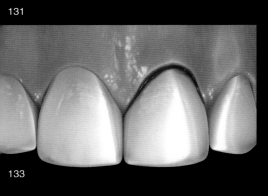

133

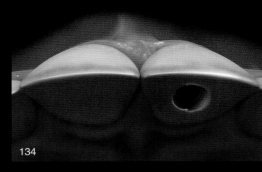

134

并保护植骨材料（图131）。用探针或牙周探针去除多余的植骨材料。确保修复体无功能咬合接触，在最大牙尖交错位及侧方运动时均无功能性负载（图132～图

134）。待植骨材料经4～6个月的愈合成熟后，才能取下修复体，进行后续印模制取等操作。

iShell技术

当使用种植修复替代不能保留的牙齿时，要保存天然的骨及软组织轮廓，关键是要模拟牙齿拔除前其颈部根面的形态。不幸的是，牙齿拔除后，其周围软组织会立即塌陷。所以，如何维持原有的软硬组织轮廓是一个重要问题。对此，作者和合作者共同研发了一个预成的牙龈轮廓套筒，称之为iShell，用于在临时修复体制作过程中，模拟牙根颈部的形态[70]（图81）。套筒的厚度为0.3~0.5mm，在唇侧，要求能够延伸至釉牙骨质界根方约1mm，向冠方超过釉牙骨质界3mm。利用CAD/CAM系统，可以将预成的牙龈轮廓套筒制作成完全模拟原牙齿穿龈部分的轮廓。不论种植体植入的深度和位置如何，均可以利用预成套筒辅助获得软组织的轮廓。此外，在后期制取种植体印模时，卸下临时修复体后，软组织会迅速发生塌陷，此时使用与临时修复体同样型号的套筒，可以快速简便地制作个性化转移杆，用于获取软组织穿龈轮廓。在最终修复时，利用同样型号的套筒，也可以辅助设计制作个性化基台穿龈部分的外形。

因此，从临时修复体制作，到终印模制取，再到个性化基台设计的全部修复流程中，预成的牙龈轮廓套筒都能发挥作用。预成的牙龈轮廓套筒不仅在前牙区基于美学需求具有应用价值，也可以应用于后牙区，以保留软硬组织外形轮廓，对预防食物嵌塞起到非常重要的意义（见第5章）。

应用iShell制作个性化愈合基台进行拔牙窝双区管理技术的病例图示

示意图模拟上颌右侧中切牙牙折，无法保留，拟拔除后行即刻种植。锐性分离

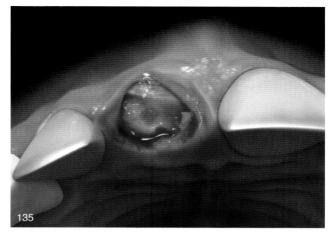

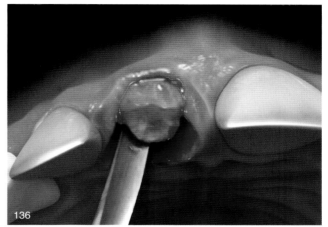

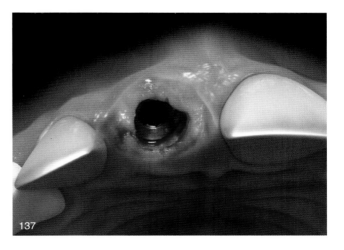

牙根周围的牙龈纤维，以便于牙挺挺入并旋转拔除患牙，本步骤的关键是不能破坏唇侧骨板的完整性（图135~图137）。探诊拔牙窝，确认唇侧骨板是否完整。本例模拟拔牙窝唇侧骨板完整，彻底清理拔牙窝后，偏腭侧植入种植体。牙根拔除

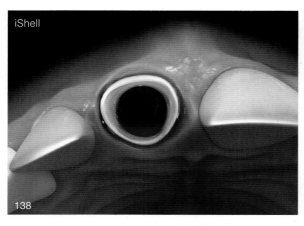

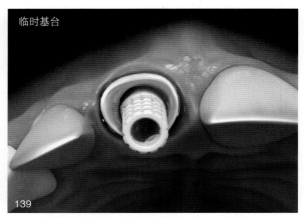

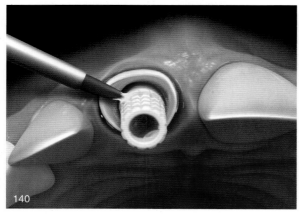

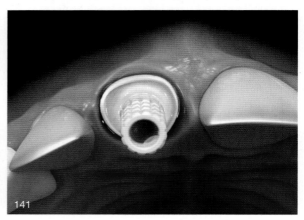

后，其周围软组织会在15分钟内塌陷，为了捕获牙根颈部的牙龈外形轮廓，将iShell插入牙槽窝内，支撑软组织使其恢复到拔牙前的外形（图138）。要注意检查iShell与牙槽窝的适合性，确保其大小和直径适宜，使种植体周围软组织受到理想的环形支撑。iShell插入拔牙窝后，也可以发挥压迫牙龈辅助止血的作用。

iShell就位后，在种植体上安装圆柱形临时基台穿过iShell（图139），用自凝树脂或复合树脂将二者连接在一起（图140，图141），之后从种植体上取下，安装在口外的替代体上，用树脂填补间隙（图142~图145）。去除多余材料，精修，抛光，并在平齐游离龈边缘的水平，截断多余的临时基台，制作完成个性化愈合基台（图146~图148）。用高压蒸汽清洗20秒或酒精擦拭消毒，用盐水冲洗后再次戴入（图149）。愈合4~6个月组织成熟稳定后，取下个性化愈合基台，进行后续制取印模等操作（图150）。拔牙后即刻种植，在无法进行即刻临时修复的情况下，最基本的要求是即刻制作个性化愈合基台。

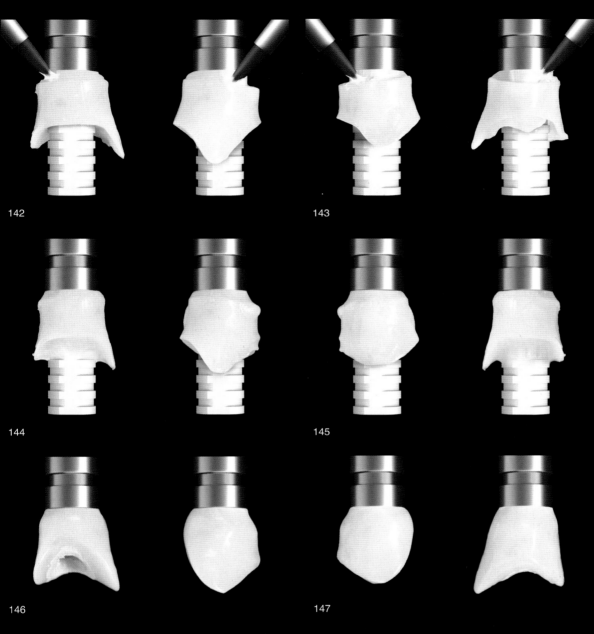

142

143

144

145

146

147

第一次卸下

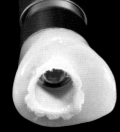
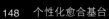
148　个性化愈合基台

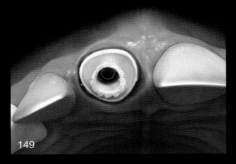
149

150

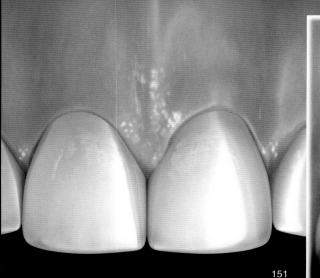

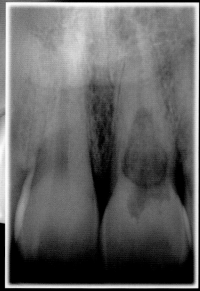

151

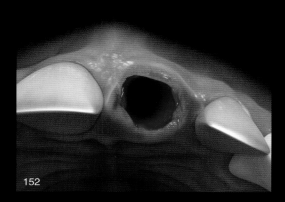

152

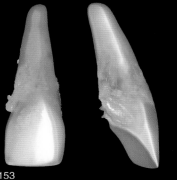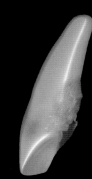

153

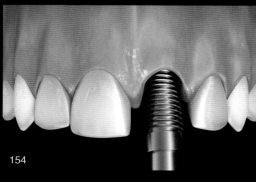

154

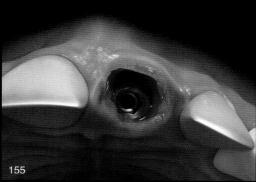

155

应用iShell制作临时修复体进行拔牙窝双区植骨的病例图示

图151～图170所示为上颌左侧中切牙牙根内吸收，拔除后即刻种植，并行即刻临时修复的示意图。应用前述方法，微创拔除患牙，植入种植体，区别在于本病例利用了iShell来制作临时修复体（图156）。与前面介绍的临时修复体制作方法相比较，本例中利用iShell将龈下的部分已经预先成形，因此减少了修整临时修复体龈下外形的时间，简化了整个临时修复体制作流程（图160～图163）。之后按照前述双区植骨的方法植入植骨材料，用临时修复体封闭拔牙窝，维持和保护植骨材料（图164～图170）。

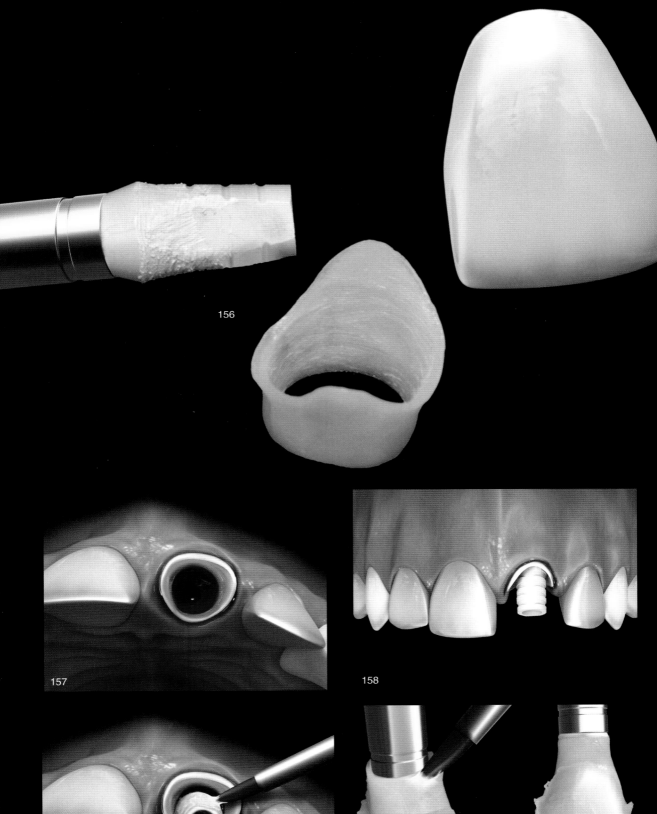

156

157

158

159

160

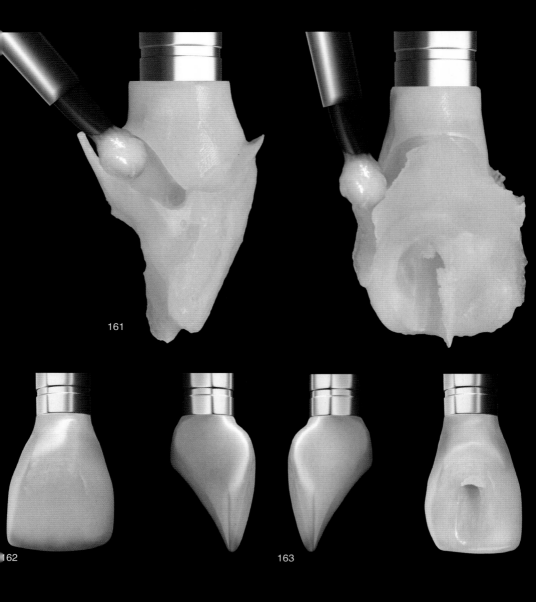

161

162   163

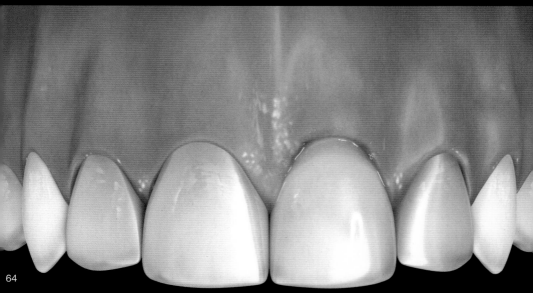

64

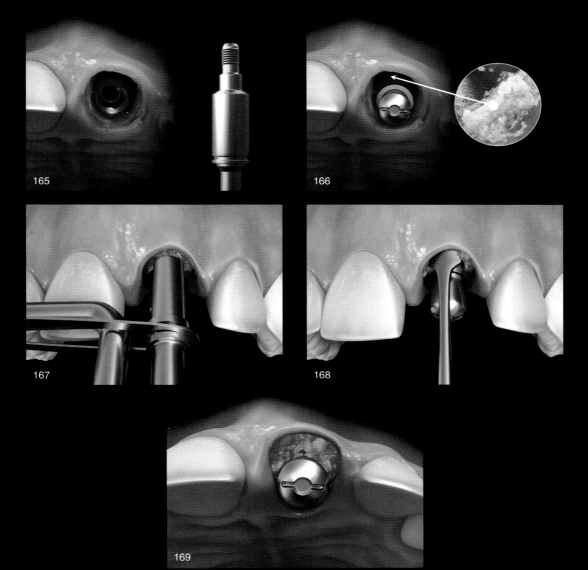

165

166

167

168

169

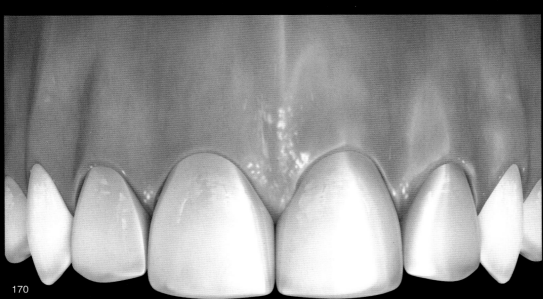

170

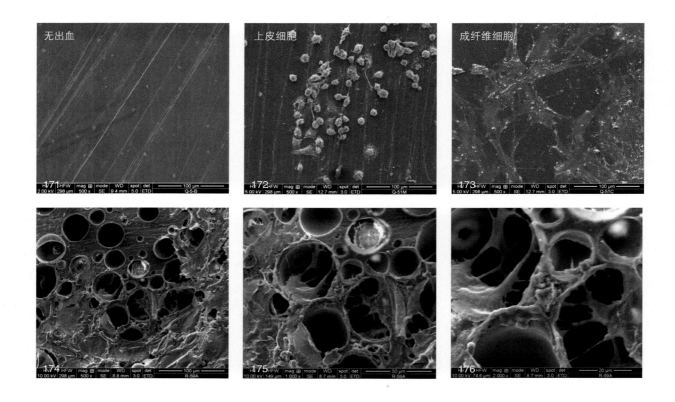

第一次取下愈合基台时发生的龈沟出血

　　当经过4～6个月的愈合期第一次卸下临时修复体时，龈沟出血是获得理想美学效果的一个重要表现。近期的一项研究发现，出血代表着细胞已黏附到临时修复体表面，临时修复体表面起到了细胞黏附平台的作用。该研究没有在组织学方面对龈沟出血进行探讨，而是测量分析了有无龈沟出血时牙槽嵴软硬组织的尺寸变化[71]。其结果显示，当存在龈沟出血时，牙槽嵴的软硬组织尺寸几乎没有变化，尤其进行植骨的病例。由此得出结论，为了获得理想的结果，个性化愈合基台或临时修复体必须戴用足够的时间，使牙龈上皮和结缔组织附着于其表面并成熟。从美学的观点

考虑，行即刻种植的拔牙窝，如果这种附着能够在愈合初期实现，则可获得更加理想的美学效果。

　　关于附着到临时修复体或个性化愈合基台树脂表面的是哪一类细胞，马里兰大学的Hanae Saito对附着在树脂表面的细胞进行了组织学研究，使用免疫荧光标记显示上皮细胞和成纤维细胞的差异。图171是卸下后没有发生牙龈出血的临时修复体表面在扫描电镜下的情况，没有细胞附着。图172显示的树脂表面附着有上皮细胞；图173显示的表面附着有成纤维细胞。修复体的树脂表面如果是清洁的且有微孔的结构，能够为细胞附着提供物理基础，成纤维细胞就能附着到其表面（图174～图176）。

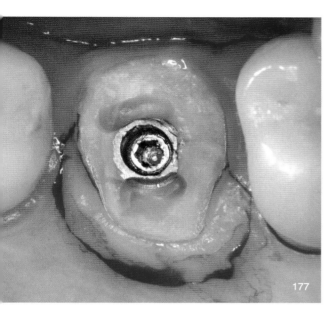

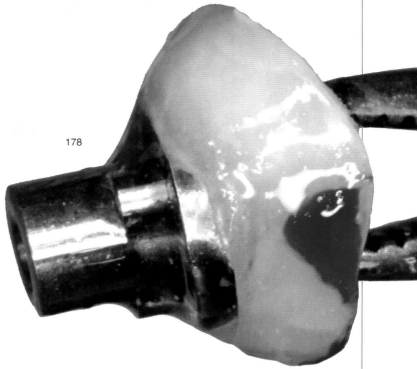

177

178

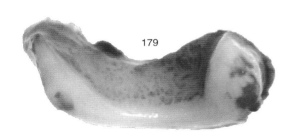

179

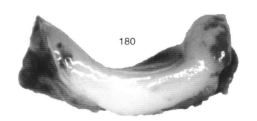

180

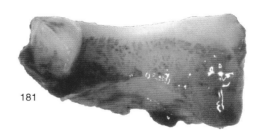

181

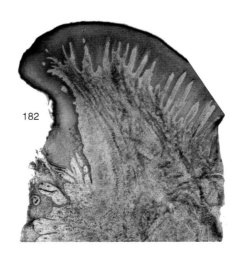

182

图177和图178是在临床病例中切取的与丙烯酸树脂个性化基台相接触的腭侧牙龈组织。牙龈组织可见有渗血，且在基部存在血管床（图179～图181）。HE染色显示结缔组织层内的血管与丙烯酸树脂表面接触（图182），这是结缔组织能够在修复材料表面生长的组织学证据。这也解释了作者的临床研究结果，当第一次取下个性化愈合基台或临时修复体时，如有龈沟出血，则意味着发生牙龈退缩和塌陷的可能性较小。

粘接固位或螺丝固位的修复体

对于临时修复体，螺丝固位要优于粘接固位，特别是即刻种植术后的即刻修复，螺丝固位的临时修复体避免了粘接剂进入到手术部位（图183，图184）。除是否存在粘接剂残留的风险外，无论是临时修复体还是最终修复体，螺丝固位还有一个优点，在牙龈下方只有一个界面，即基台-种植体界面，所以，只有一个可能发生微动和微渗漏的区域。而粘接固位的修复体有两个界面，基台-种植体界面和冠-基台界面，相对而言发生微动或微渗漏的可能性更高。

基台选择：材料和颜色考量

基台的选择是种植修复的关键步骤之一，也是影响美学效果的重要因素。基台选择要考虑材料的颜色和强度。特别是近年来平台转换的概念逐步应用之后，基台与种植体连接部的直径比种植体直径小，同样材质的情况下，抵抗咬合力的能力降低，因此要更关注基台与牙冠组合体的强度。Jung等研究发现，种植体周围软组织的水平向厚度对于不同材料的修复体遮色效果有重要作用。灰色的基台，大约需要2.5mm厚的软组织来遮色，以避免影响美学效果[33]；如果软组织厚度不足1.5mm时，从遮色的角度考虑，全瓷基台是理想的选择（图185）。

Park和Ishikawa-Nagai等的研究发现，淡黄色或粉色基台对软组织颜色的影响最小[55-56]。作者在临床工作中经常使用半贵金属或贵金属烤瓷修复体，主要有

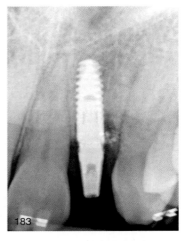

183

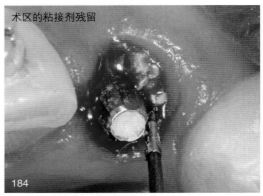

术区的粘接剂残留

184

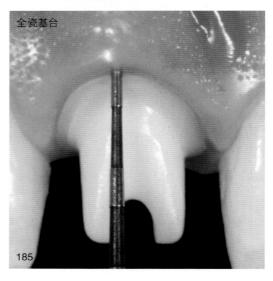

全瓷基台

185

两个原因：①逐层堆瓷并进行烤瓷可以恢复牙冠的理想色泽；②基台呈淡黄色，或者可以经镀金处理为淡黄色，对种植体周围软组织的颜色影响最小（图186，图187）。

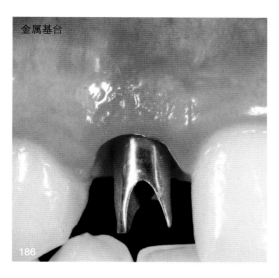

金属基台

186

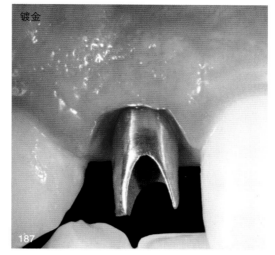

镀金

187

根尖病变、瘘管和牙根粘连的处理

根尖病变和瘘管

当患牙存在活动性的根尖病变，例如瘘管，如何处理患牙以及患牙拔除后能否行即刻种植等，是目前尚存在争议的问题[72]。遇到此类情况时需要谨慎处理。如拟拔除患牙行种植体植入，需要进行CBCT扫描，以评估根尖病变在三维方向上的范围及剩余牙槽嵴的条件，普通根尖X线片是无法满足这些检查需求的。大多数根尖病变位于患牙牙根的颊侧，而前牙区种植体一般要求植入到拔牙窝偏腭侧的位置。所以，在拔牙窝经彻底清理后，是能够进行种植体植入的，根尖病变不会对种植体产生不良影响。如果患牙牙根唇侧存在瘘管，拔除患牙后需使用器械探查评估骨开窗的大小。在多数病例中，开窗是比较小的，而牙槽嵴顶的骨壁是完整的，这种情况同1型拔牙窝基本一样。所以，存在根尖病变或瘘管的病例不一定需要使用屏障膜，很多情况下行常规跳跃间隙内植骨，确保根尖区被材料紧

密填充即可。

牙根粘连

发生牙根粘连牙齿的处理难度取决于粘连发生的部位，最棘手的情况是患牙与菲薄的唇侧骨板发生了粘连融合，拔除患牙的同时会导致其唇侧骨板的丧失，此时在美学区行拔牙后即刻种植存在较大的风险（见第3章）。

对于该问题，近年来"根盾技术（Socket-shield Procedure）"受到越来越多的关注和应用[73-76]。因为牙根的唇侧部分与周围骨组织粘连在一起，采用根盾技术，可将这部分牙根保留在拔牙窝内不拔除，制作为根盾，将种植体植入到根盾的腭侧，然后在种植体与根盾的间隙内植入骨粉。当然，该技术的敏感性很高，需要由熟练的、经验丰富的医生完成。此外，该技术需更多的操作时间完成牙根的切割，以及部分牙根的拔除。除了用于上述存在牙根粘连的情况，在其他情况下，例如美学区多颗牙连续缺失需要维持牙龈乳头或牙根唇侧存在开裂型骨缺损的病

例，也可以选择这种技术。如果唇侧没有牙周袋，采用该方法拔除患牙后，能够避免发生软组织塌陷，这是该技术的主要优点和临床使用的主要目的。当然，该技术成为临床常规技术之前，尚需要进行更多短期及长期的基础与临床研究。

即刻种植的种植体设计

锥形 vs 柱形，螺纹和螺距设计

种植体的外形设计是种植体的一个关键特征，也是不同生产商在市场中与其他产品相区别的关键因素。对于拔牙后即刻种植，有些种植体的外形设计是具有优势的，例如锥形的种植体设计即是其中之一。有研究结果显示，与同规格的柱形种植体相比，锥形种植体能够获得更好的初期稳定性[77]。在拔牙窝内行即刻种植和即刻临时修复时，获得足够的初期稳定性，使愈合期种植体出现移动的机会最小，对于种植修复的成功至关重要。

除了锥形的外形，即刻种植在选择种植体时，更倾向于使用较锐利的螺纹设计，即深且带有自攻性的螺纹。深螺纹可以增加种植体的表面积，从而弥补锥形设计相对于柱形设计的表面积减小。种植体的直径每减小1mm，表面积减少大约25%，锥形设计由于尖部缩窄，相对于柱形设计表面积明显减小。深且带有自攻性的螺纹设计具有两个目的：提高种植体的初期稳定性，增大种植体的表面积。

螺距，即螺纹之间的距离，是种植体的另一个重要外形特征，也是与其他品牌区别的一个重要标志。螺距的大小等于种植体每旋转一圈所进入骨内的深度。多数种植体的螺距大约为0.6mm。对于较松的骨质，建议选择大螺距的种植体。螺距越大，螺纹之间的骨组织得以保留，在备洞过程中磨除的骨组织就越少，且多数情况下不需要攻丝。临床中，遇到骨质较松的情况，为了获得较好的初期稳定性，常选择螺纹更深、螺距更大且具备自攻能力的锥形种植体，窝洞预备时采用级差备洞的方案[78]。

平台转移

平台转移的定义是指将更小直径的基台安装在相对较大直径的种植体上。这个概念在10余年前由Lazzara和Porter等首次提出，并经Canullo等的研究得以证实其效果[79-80]。其设计理念是将修复体微动和细菌微渗漏导致的不可避免的种植体周围骨吸收，从垂直方向转移到水平方向，从而在理论上减少牙槽嵴顶的骨吸收（图188，图189）。

针对种植体-基台界面的平台转移设计，有数百篇文献进行了探讨，也分别表达了支持或反对的观点。Linkevicius团队的一系列研究显示，这种设计理念成功发挥作用的关键是要具备足够的垂直向软组织厚度或种植体植入深度。软组织厚度与种植体植入深度是种植体平台上方重新形成软组织附着的生物学基础[81-84]（图190）。天然牙有个概念叫作生物学宽度，种植体也同样要求有生物学宽度。平台转移的设计，将生物学宽度从单纯的位于垂直方向上，部分转移到水平方向的种植体平台，从而实现保持种植体垂直方向上骨高度的目的。基台与种植体在水平方向上的这种不匹配，为骨组

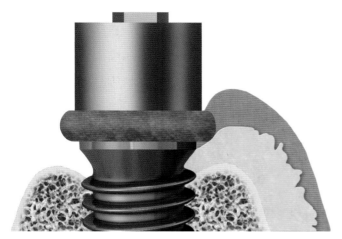

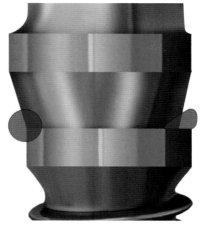

图188 由于基台的微动和微渗漏，在骨水平种植体和基台连接的界面上，同时存在水平向和垂直向的炎症区域。

图189 理论上，平台转移能够将刺激或炎症的影响从垂直向转向水平向，从而降低其引起种植体边缘骨丧失的风险。

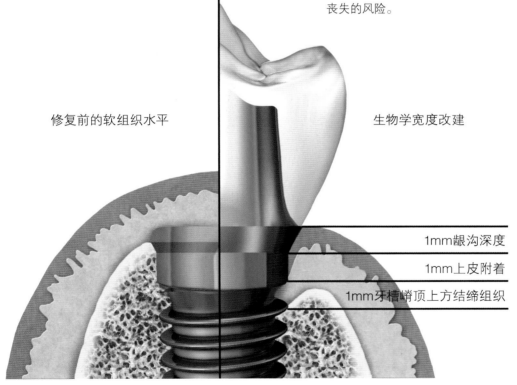

修复前的软组织水平

生物学宽度改建

1mm龈沟深度

1mm上皮附着

1mm牙槽嵴顶上方结缔组织

图190 当垂直向软组织较薄时，使用非平台转换种植体，在戴牙后软硬组织完成生物学宽度改建的情况。

织的自我保护提供了空间，并允许部分软组织覆盖种植体平台。由于软组织附着位于种植体平台上，能够使软硬组织的退缩最小化，也降低了软组织下方骨板受损伤的可能[85]。

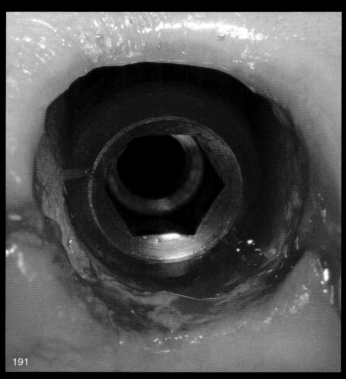

191

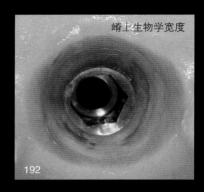

嵴上生物学宽度

192

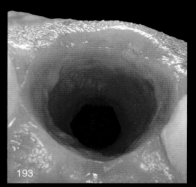

193

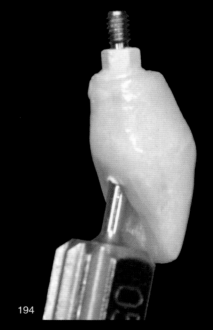

194

图191和图192显示平台转移的种植体上获得的牙槽嵴顶上方生物学宽度，修复基台存在结缔组织和上皮附着。当取下基台时，由于结合上皮和结缔组织纤维与基台界面已经形成的附着被撕裂，常常可以看到龈沟出血（图193，图194）。从印模制取到最终修复完成，相关部件被反复从种植体上取戴，最终会导致上皮附着迁移至种植体平台，虽然出血会停止，但不会再附着到修复基台的表面。对于此问题，研究中产生了一种想法，能否在一期手术时即旋入基台，在后期修复过程中不再卸下，即"一次性安放永久基台（one abutment, one time）"的理念。

传统理论认为，种植体与天然牙的间距小于1.5mm会发生二者之间牙槽嵴顶的骨吸收。在2009年，Rodriguez-Ciurana等研究结果显示，带有平台转移设计的种植体，与邻牙间距小于0.5mm才会发生二者之间牙槽嵴顶的骨吸收[86]，平台转移的设计允许种植体植入位置更靠近天然牙。对于较小的侧切牙缺失或其他较小的缺牙间隙，由于种植体与邻牙间最小间距的要求降低，会使治疗方案具有更多选择。如使用带有平台转移设计的种植体，则可以避免采用正畸治疗或其他损伤邻牙的方案来增大缺牙间隙。平台转移技术，也可以使种植体之间的最小距离缩小到2mm的情况下，仍维持种植体之间牙槽嵴顶的骨保存[87]。

一次性安放永久基台

如欲维持种植体周围软组织的成熟和稳定，形成良好的软组织封闭，最理想的是在拔牙后即刻种植的同时安装永久基台，并在后期不再取出。虽然目前数字化技术的进步，使即刻种植同时戴入最终修复体成为可能，但是该方案仍然存在很多挑战性。目前绝大多数的种植病例，在整个治疗过程中仍需多次卸下和安装愈合基台或临时修复体。在这种情况下，要给予拔牙窝足够的愈合时间，一般要超过3～4个月，使游离牙龈中的结缔组织足够成熟，能够承受上皮脱落，虽然卸下愈合基台或临时修复体时会发生出血，但组织变化很小。Degidi等2011年的研究结果显示，按照"一次性安放永久基台"的理念完成的病例，与使用平台转移的种植体、经4次拆卸基台的病例对比，3年随访骨吸收仅多0.1mm[88]。所以，平台转换也有助于在多次拆卸基台的情况下维持软组织稳定。

Co-Axis种植体 vs 直型种植体

前牙区采用螺丝固位的修复体，要求螺丝通道位于舌隆突的位置，对于常规的直型种植体，需要精确控制种植体的方向，以保证其长轴穿出在舌隆突区域。由于前牙区牙槽嵴解剖形态的限制，有文献报道，无论是在前牙区的牙槽嵴种植，还是前牙拔除后在拔牙窝内即刻种植，都有发生根尖区穿孔的风险，分别为20%和82%[89]。上颌前牙区的解剖特点是，80%以上的骨组织位于牙根的根方和腭侧[90-92]。因此，很多情况下需要采用延期种植、粘接固位、带角度螺丝通道的基台、手术

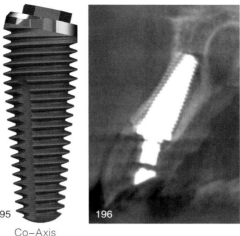

195 Co-Axis
种植体

196

197

导板或动态导航等方案，来避免发生前牙唇侧根尖区穿孔。

使用Co-Axis种植体（Southern Implants），可以减少临时修复或最终修复时粘接固位方式的使用。该种植体内部具备角度调整的设计，在种植体平台进行上部修复的角度校正，而不需要在基台水平调整修复体的角度[93]（图195）。该种植体系统于2002年研发，思路来源于穿颧种植体，基于牙槽嵴种植的需要进行了改进，目的在于为微创手术提供更多选择，例如允许在前牙区种植不发生唇侧骨板穿孔的前提下制作螺丝固位的修复体（图196）。Co-Axis种植体提供有12°、24°、36°的角度校正选择，对于不同形态的牙槽嵴或拔牙窝，均能够在预防唇侧穿孔的条件下制作螺丝固位修复体。其中带有12°校正的种植体在上颌双侧第一前磨牙之间的区域应用最多，这个区域一般要求种植体根端偏远中、颈部偏近中呈前后向倾斜植入。带有角度校正的Co-Axis种植体，需要配有专用的携带器，与其内部的角度校正相匹配，使其在植入时呈直形，能够旋转植入（图197）。

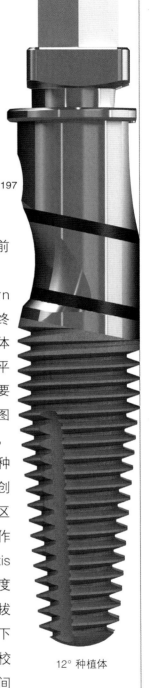

12° 种植体

倒锥形体部设计的种植体

口腔种植发展到现在，随着种植理论的成熟和表面处理技术的进步，对于种植体存留率或骨结合的关注越来越少，更多的关注于美学效果的实现，例如牙龈的粉色美学等[94]。前牙区的唇侧骨板和软组织厚度都很薄，1.0mm或更少，这导致了前牙区种植修复存在一定的美学风险[6-7,11-12]。从生物学观点分析，当天然牙存在时，唇侧骨板与牙齿间的牙周韧带是高度血管化的，此外，骨板的外表面还覆盖着骨膜，牙周韧带和骨膜为骨板提供了丰富的血供。因此，即使1.0mm或更薄的自身无血管的唇侧骨板在天然牙周围仍然可以存活。而对于种植体来说，其周围却必须有充足的骨量，研究结果显示，种植体周围至少有1.5~2mm的骨厚度，是获得长期稳定和最终美学的生物学基础[11-12]。如果种植体植入后其周围骨厚度不足（少于1.5mm），由于骨膜、骨髓、牙周膜等的血供不存在，这些骨组织将发生缺血性坏死而不能存活。此外，从长远来看，颅颌面生长和发育的变化也可能会引起种植体的美学问题[95]。

从上述方面考虑，小直径的种植体更有优势，但是与大直径种植体相比，小直径的种植体不易获得较高的初期稳定性[8-9]。虽然增加种植体长度可以从一定程度上解决直径小的问题，但是会受到从拔牙窝根方与鼻底之间骨量的限制[91]。此外，研究表明种植体直径比种植体长度对于初期稳定性的影响更大，尤其是在较松的骨质中，级差预备种植窝是必不可少且行之有效的方法[78]。但是，如果即拔即种时使用大直径的种植体，其唇侧跳

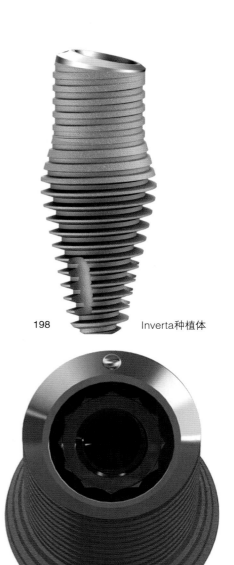

198　　　　　　　　　　Inverta种植体

199

跃间隙会减小，与邻牙之间的距离也会缩小，特别是对于侧切牙，本身近远中间隙就小，与邻牙过近容易导致牙间乳头的丧失[96-97]。即使采用平台转移的设计，通过水平向生物学宽度的形成可以在一定程度上改善，但是过薄的无血管牙槽骨的坏死仍是种植体周围软硬组织退缩的重要原因[98]。在Brånemark教授首次提出骨结合理论后，当时口腔种植的关注重点在于骨结合效果和种植体存留率，而在现代，口腔种植的临床需求已经提升

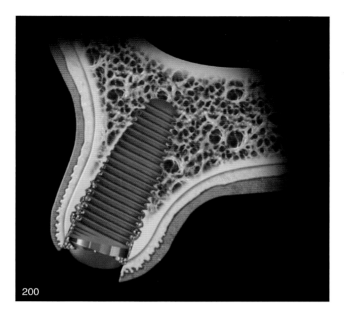

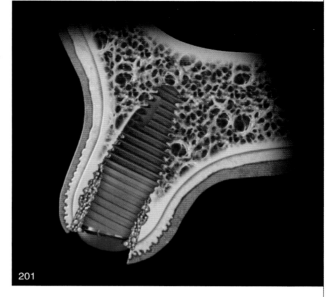

到种植体生物学和美学效果的实现。

Southern Implants公司研发了一种全新外形设计的种植体，命名为Inverta种植体，目的在于解决种植体直径和长度间的矛盾，实现两者兼顾。Inverta种植体设计的核心理念是将一个锥形的根部和一个柱形的颈部结合于一体（图198，图199），研究者对该设计进行了相关的基础与临床研究[99-100]。不同于传统锥形种植体颈部增大、增宽的设计，该设计从种植体的中部开始缩窄，上部至基台水平呈直径较小的柱形，从而适应种植体–基台界面附近骨组织最薄、最脆弱且无血管组织的特点（图198）。该种植体在根1/2呈锥形，且直径较大，其相对应的部位骨量最大、血供最好，这种设计有利于获得良好的初期稳定性；而种植体的上部缩窄，可以有效减少对周围无血管牙槽嵴的压力，在唇面或邻面，也增大了跳跃间隙以及与邻牙间的距离，允许植入更多的植骨材料，以增加骨的轮廓尺寸（图200，图201）。

动物实验研究结果发现，以恒定100Ncm的扭矩，植入该类种植体长度的3/4后，没有发生根尖区骨的压力性吸收。组织学研究证实，拔牙窝的根尖部不仅拥有充足的骨量，且富含骨髓，具备良好的愈合与再生潜能，即使100Ncm的高扭矩也不会导致根尖区骨的压力性吸收。一项关于该类种植体的临床研究，为33名患者共植入33颗种植体，随访1年复查，结果显示唇侧骨板厚度为1.6～2.0mm，牙间距离为2.4～2.6mm，红色美学评分达12.5[100]。目前，Inverta种植体有多种型号可供选择，包括直型、角度校正型、宽型和超宽型。

大直径 vs 常规直径种植体

关于大直径（＞6.0mm）种植体的介绍及其与常规直径种植体的比较，见本书第5章内容。

要点总结

- 跳跃间隙内植骨的目的是获取更佳的美学效果，不影响骨结合和种植体存留率。

- 即刻种植后的临时修复发挥了拔牙窝封闭的作用，是治疗过程的一个关键步骤。即便是薄龈生物型的患者行即刻种植，愈合期内拔牙窝内的植骨材料如能够得到临时修复体的维持与保护，则能有效避免组织塌陷。

- 拔牙窝双区管理技术是一项简单易行的临床技术，将植骨材料与临时修复体结合使用，能够使牙槽嵴的塌陷降低至0.2mm以下，且能在不进行结缔组织移植的前提下，增加种植体周围软组织厚度约1.0mm，降低了修复美学风险的发生率。

- 个性化愈合基台、临时修复体、最终修复体等修复部件在安装于口内前，必须进行清洁消毒。

- 1.0mm以上的组织塌陷伴颜色改变是能够被普通人视觉感知的阈值，将会带来不可接受的美学缺陷。避免该问题的关键在于预防，要时刻关注能够引起美学风险的各种预兆。

参考文献

[1] Merheb J, Vercruyssen M, Coucke W, Beckers L, Teughels W, Quirynen M. The fate of buccal bone around dental implants. A 12-month postloading follow-up study. Clin Oral Implants Res 2017;28:103–108.

[2] Chen ST, Buser D. Clinical and esthetic outcomes of implants placed in postextraction sites. Int J Oral Maxillofac Implants 2009;24(suppl):186–217.

[3] Caneva M, Botticelli D, Vigano P, Morelli F, Rea M, Lang NP. Connective tissue grafts in conjunction with implants installed immediately into extraction sockets. An experimental study in dogs. Clin Oral Implants Res 2013;24:50–56.

[4] Huynh-Ba G, Pjetursson BE, Sanz M, et al. Analysis of the socket bone wall dimensions in the upper maxilla in relation to immediate implant placement. Clin Oral Implants Res 2010;21:37–42.

[5] Braut V, Borenstein MM, Belser U, Buser D. Thickness of the anterior maxillary facial bone wall – A retrospective radiographic study using cone beam computed tomography. Int J Periodontics Restorative Dent 2011;31:125–131.

[6] Cook RD, Mealey BL, Verrett RG, et al. Relationship between clinical periodontal biotype and labial plate thickness: An in vivo study. Int J Periodontics Restorative Dent 2011;31:345–354.

[7] Araújo MG, Sukekava F, Wennstrom JL, Lindhe J. Ridge alterations following implant placement in fresh extraction sockets: An experimental study in the dog. J Clin Periodontol 2005;32:645–652.

[8] Caneva M, Salata LA, de Souza SS, Baffone G, Lang NP, Botticelli D. Influence of implant positioning in extraction sockets on osseointegration: Histomorphometric analyses in dogs. Clin Oral Implants Res 2010;21:43–49.

[9] Caneva M, Salata LA, de Souza SS, Bressan E, Botticelli D, Lang NP. Hard tissue formation adjacent to implants of various size and configuration immediately placed into extraction sockets: An experimental study in dogs. Clin Oral Implants Res 2010;21:885–890.

[10] de Oliveira Rosa ACP, da Rosa JCM, Dias Pereira LAV, Francischone CE, Sotto-Maior BS. Guidelines for selecting the implant diameter during immediate implant placement of a fresh extraction socket: A case series. Int J Periodontics Restorative Dent 2016;36:401–407.

[11] Spray JR, Black CG, Morris HF, Ochi S. The influence of bone thickness on facial marginal bone response: Stage 1 placement through stage 2 uncovering. Ann Periodontol 2000;5:119–128.

[12] Chappuis V, Rahman L, Buser R, Janner S, Belser U, Buser D. Effectiveness of contour augmentation with guided bone regeneration: 10-year results. J Dent Res 2018;97:266–274.

[13] Pluemsakunthai W, Le B, Kasugai S. Effect of buccal gap distance on alveolar ridge alteration after immediate implant placement: A microcomputed tomographic and morphometric analysis in dogs. Implant Dent 2015;24:70–76.

[14] Grunder U, Gracis S, Capelli M. Influence of the 3-D bone-to-implant relationship on esthetics. Int J Periodontics Restorative Dent 2005;25:113–119.

[15] Lekovic V, Kenney EB, Weinlaender M, et al. A bone regenerative approach to alveolar ridge maintenance following tooth extraction. A report of 10 cases. J Periodontol 1997;68:563–570.

[16] Lekovic V, Camargo PM, Klokkevold PR, et al. Preservation of alveolar bone in extraction sockets using bioabsorbable membranes. J Periodontol 1998;69:1044–1049.

[17] Camargo PM, Lekovic V, Weinlaender M, et al. Influence of bioactive glass on changes in alveolar process dimensions after exodontia. Oral Surg Oral Med Oral Pathol Oral Radiol Endod 2000;90:581–586.

[18] Iasella JM, Greenwell H, Miller RL, et al. Ridge preservation with freeze-dried bone allograft and a collagen membrane compared to extraction alone for implant site development: A clinical and histologic study in humans. J Periodontol 2003;74:990–999.

[19] Serino G, Biancu S, Iezzi G, Piattelli A. Ridge preservation following tooth extraction using a polylactide and polyglycolide sponge as space filler: A clinical and histological study in humans. Clin Oral Implants Res 2003;14:651–658.

[20] Schropp L, Wenzel A, Kostopoulos L, Karring T. Bone healing and soft tissue contour changes following single-tooth extraction: A clinical and radiographic 12-month prospective study. Int J Periodontics Restorative Dent 2003;23: 313–323.

[21] Grunder U. Crestal ridge width changes when placing implants at the time of tooth extraction with and without soft tissue augmentation after a healing period of 6 months: Report of 24 consecutive cases. Int J Periodontics Restorative Dent 2011;31:9–17.

[22] Vera C, De Kok IJ, Reinhold D, et al. Evaluation of buccal alveolar bone dimension of maxillary anterior and premolar teeth: A cone beam computed tomography investigation. Int J Oral Maxillofac Implants 2012;27:1514–1519.

[23] Brownfield LA, Weltman RL. Ridge preservation with or without an osteoinductive allograft: A clinical, radiographic, micro-computed tomography, and histologic study evaluating dimensional changes and new bone formation of the alveolar ridge. J Periodontol 2012;83: 581–589.

[24] Degidi M, Nardi D, Daprile G, Piattelli A. Buccal bone plate in the immediately placed and restored maxillary single implant: A 7-year retrospective study using computed tomography. Implant Dent 2012;21:62–66.

[25] Linkevicius T, Apse P, Grybauskas S, Puisys A. The influence of soft tissue thickness on crestal bone changes around implants: A 1-year prospective controlled clinical trial. Int J Oral Maxillofac Implants 2009;24:712–719.

[26] Wadhwani C, Piñeyro A. A technique for controlling the cement for an implant crown. J Prosthet Dent 2009;102:57–58.

[27] Cooper LF, Raes F, Reside GJ, et al. Comparison of radiographic and clinical outcomes following immediate provisionalization of single-tooth dental implants placed in healed alveolar ridges and extraction sockets. Int J Oral Maxillofac Implants 2010;25:1222–1232.

[28] Du JK, Li HY, Wu JH, Lee HE, Wang CH. Emergence angles of the cementoenamel junction in natural maxillary anterior teeth. J Esthet Restor Dent 2011;23:362–370.

[29] Su H, Gonzalez-Martin O, Weisgold AS, Lee EA. Considerations of implant abutment and crown contour: Critical contour and sub-critical. Int J Periodontics Restorative Dent 2010;30: 335–343.

[30] Steigmann M, Monje A, Chan HL, Wang HL. Emergence profile design based on implant position in the esthetic zone. Int J Periodontics Restorative Dent 2014;34:559–563.

[31] Chu SJ, Kan JYK, Lee EA, et al. Restorative emergence profile for single tooth implants in healthy periodontal patients: Clinical guidelines and decision-making strategies. Int J Periodontics Restorative Dent (in press).

[32] Weisgold AS. Contours of the full crown restoration. Alpha Omegan 1977;70:77–89.

[33] Jung RE, Sailer I, Hämmerle CH, Attin T, Schmidlin P. In vitro color changes of soft tissues caused by restorative materials. Int J Periodontics Restorative Dent 2007;27:251–257.

[34] Van Brakel R, Noordmans HJ, Frenken J, De Roode R, De Wit GC, Cune MS. The effect of zirconia and titanium implant abutments on light reflection of the supporting soft tissues. Clin Oral Implants Res 2011;22:1172–1178.

[35] Patil R, van Brakel R, Iyer K, Huddleston Slater J, de Putter C, Cune M. A comparative study to evaluate the effect of two different abutment designs on soft tissue healing and stability of mucosal margins. Clin Oral Implants Res 2013;24:336–341.

[36] Patil RC, den Hartog L, van Heereveld C, Jagdale A, Dilbaghi A, Cune MS. Comparison of two different abutment designs on marginal bone loss and soft tissue development. Int J Oral Maxillofac Implants 2014;29:675–681.

[37] Patil R, den Hartog L, Dilbaghi A, de Jong B, Kerdijk W, Cune MS. Papillary fill response in single-tooth implants using abutments of different geometry. Clin Oral Implants Res 2016;27: 1506–1510.

[38] Patil R, Gresnigt MMM, Mahesh K, Dilbaghi A, Cune MS. Esthetic evaluation of anterior single-tooth implants with different abutment designs—Patients' satisfaction compared to dentists' observations. J Prosthodont 2017;26:395–398.

[39] Saito H, Chu SJ, Zamzok J, et al. Flapless postextraction socket implant placement: The effects of a platform switch-designed implant on peri-implant soft tissue thickness—A prospective study. Int J Periodontics Restorative Dent 2018;38(suppl):S1–S9.

[40] Seibert JS, Louis JV. Soft tissue ridge augmentation utilizing a combination onlay-interpositional graft procedure: A case report. Int J Periodontics Restorative Dent 1996;16:310–321.

[41] Langer B, Calagna L. The subepithelial connective tissue graft. J Prosthet Dent 1980;44:363–367.

[42] Langer B, Calagna L. The subepithelial connective tissue graft: A new approach to the enhancement of anterior cosmetics. Int J Periodontics Restorative Dent 1982;2:23–33.

[43] Olsson M, Lindhe J. Periodontal characteristics in individuals with varying forms of the upper central incisors. J Clin Periodontol 1991;18: 78–82.

[44] Olsson M, Lindhe J, Marinello CP. The relationship between crown form and clinical features of the gingiva in adolescents. J Clin Periodontol 1993;20: 570–577.

[45] Kan JY, Rungcharassaeng K, Umezu K, Kois JC. Dimensions of peri-implant mucosa: An evaluation of maxillary anterior single implants in humans. J Periodontol 2003;74:557–562.

[46] Carlsson L, Röstlund T, Albrektsson B, Albrektsson T. Implant fixation improved by close fit. Cylindrical implant-bone interface studied in rabbits. Acta Orthop Scand 1988;59:272–275.

参考文献

[47] Gotfredsen K, Warrer K, Hjørting-Hansen E, Karring T. Effect of membranes and porous hydroxyapatite on healing in bone defects around titanium dental implants: An experimental study in monkeys. Clin Oral Implants Res 1991;2:172–178.

[48] Knox R, Caudill R, Meffert R. Histologic evaluation of dental endosseous implants placed in surgically created extraction defects. Int J Periodontics Restorative Dent 1991;11:364–375.

[49] Stentz WC, Mealey BL, Nummikoski PV, Gunsolley JC, Waldrop TC. Effects of guided bone regeneration around commercially pure titanium and hydroxyapatite-coated dental implants. I. Radiographic analysis. J Periodontol 1997;68:199–208.

[50] Akimoto K, Becker W, Persson D, Baker DA, Rohrer MD, O'Neal RB. Evaluation of titanium implants placed into simulated extraction sockets: A study in dogs. Int J Oral Maxillofac Implants 1999;14:351–360.

[51] Tarnow DP, Chu SJ. Human histologic verification of osseointegration of an immediate implant placed in a fresh extraction socket with excessive gap distance without primary flap closure, graft or membrane: A case report. Int J Periodontics Restorative Dent 2011;31:515–521.

[52] Rosenlicht J, Tarnow DP. Human histologic evidence of integration of loaded HA implant in an augmented maxillary sinus. J Oral Implantol 1999;25:7–10.

[53] Tarnow DP, Chu SJ, Salama MA, et al. Flapless postextraction socket implant placement in the esthetic zone: Part 1. The effect of bone grafting and/or provisional restoration on facial-palatal ridge dimensional change—A retrospective cohort study. Int J Periodontics Restorative Dent 2014;34:323–331.

[54] Chu SJ, Salama MA, Garber DA, et al. Flapless postextraction socket implant placement: Part 2. The effect of bone grafting and/or provisional restoration on peri-implant mucosal tissue height and thickness—A retrospective study. Int J Periodontics Restorative Dent 2015;35:1–10.

[55] Park SE, DaSilva JD, Weber HP, Ishikawa-Nagai S. Optical phenomenon of peri-implant soft tissue. Part I. Spectrophotometric assessment of natural tooth gingiva and peri-implant mucosa. Clin Oral Implants Res 2007;18:569–574.

[56] Ishikawa-Nagai S, DaSilva JD, Weber HP, Park SE. Optical phenomenon of peri-implant soft tissue. Part II. Preferred implant neck color to improve soft tissue esthetics. Clin Oral Implants Res 2007;18:575–580.

[57] Benic GI, Scherrer D, Sancho-Puchades M, Thoma DS, Hämmerle CHF. Spectrophotometric and visual evaluation of peri-implant soft tissue color. Clin Oral Implants Res 2017;28:192–200.

[58] Chu SJ, Saito H, Reynolds MA, et al. Flapless postextraction socket implant in the esthetic zone. Part 3: The effect of bone grafting and/or provisional restoration on peri-implant tissue color stability—A retrospective study. Int J Periodontics Restorative Dent 2018;38:509–516.

[59] Johnston WM, Kao EC. Assessment of appearance match by visual observation and clinical colorimetry. J Dent Res 1989;68:819–822.

[60] Ghinea R, Perez MM, Herrera LJ, Rivas MJ, Yebra A, Paravina JD. Color difference thresholds in dental ceramics. J Dent 2010;38(suppl 2):e57–e64.

[61] Sailer I, Fehmer V, Ioannidis A, Hämmerle CH, Thoma DS. Threshold value for the perception of color changes of human gingiva. Int J Periodontics Restorative Dent 2014;34:757–762.

[62] Chu SJ, Salama MA, Salama H, et al. The dual-zone therapeutic concept of managing immediate implant placement and provisional restoration in anterior extraction sockets. Compend Contin Educ Dent 2012;33:524–532,534.

[63] Araújo MG, Linder E, Lindhe J. Bio-Oss Collagen in the buccal gap at immediate implants: A 6-month study in the dog. Clin Oral Implants Res 2011;22:1–8.

[64] Trimpou G, Weigl P, Krebs M, Parvini P, Nentwig HG. Rationale for esthetic tissue preservation of a fresh extraction socket by an implant treatment concept simulating a tooth replantation. Dent Traumatol 2010;26:105–111.

[65] Crespi R, Capparé P, Crespit G, Romanos GE, Gherlone E. Tissue remodeling in immediate versus delayed prosthetic restoration in fresh socket implants in the esthetic zone. Int J Periodontics Restorative Dent 2018;38(suppl):S97–S103.

[66] Norton MR. The influence of low insertion torque on primary stability, implant survival, and maintenance of marginal bone levels: A closed-cohort prospective study. J Oral Maxillofac Implants 2017;32:849–857.

[67] Levin BP. The correlation between immediate implant insertion torque and implant stability quotient. Int J Periodontics Restorative Dent 2016;36:833–840.

[68] Tarnow DP, Magner AW, Fletcher P. The effect of the distance from the contact point to the crest of bone on the presence or absence of the interproximal dental papilla. J Periodontol 1992;63:995–996.

[69] Steigmann M, Cooke J, Wang HL. Use of the natural tooth for soft tissue development: A case series. Int J Periodontics Restorative Dent 2007;27:603–608.

[70] Chu SJ, Hochman MN, Tan-Chu JHP, Mieleszko AJ, Tarnow DP. A novel prosthetic device and method for guided tissue preservation of immediate postextraction socket implants. Int J Periodontics Restorative Dent 2014;34(suppl):S9–S17.

[71] Saito H, Chu SJ, Reynolds MA, Tarnow DP. Provisional restorations used in immediate implant placement provide a platform to promote peri-implant soft tissue healing: A pilot study. Int J Periodontics Restorative Dent 2016;36:47–52.

[72] Novaes AB Jr, Muglia VA, Ramos, UD, Reino DM, Ayub LG. Immediate implants in extraction sockets with periapical lesions: an illustrated review. J Osseointegr 2013;5(3):45–52.

[73] Hürzeler MB, Zuhr O, Schupbach P, Rebele SF, Emmanouilidis N, Fickl S. The socket-shield

technique: A proof-of-principle report. J Clin Periodontol 2010;37:855–862.

[74] Bäumer D, Zuhr O, Rebele S, Hürzeler M. Socket shield technique for immediate implant placement—Clinical, radiographic and volumetric data after 5 years. Clin Oral Implants Res 2017;28:1450–1458.

[75] Gluckman H, Salama MA, Du Toit J. A retrospective evaluation of 128 socket-shield cases in the esthetic zone and posterior sites: Partial extraction therapy with up to 4 years follow-up. Clin Implant Dent Relat Res 2018;20:122–129.

[76] Kan JYK, Rungcharassaeng K. Proximal socket shield for interimplant papilla preservation in the esthetic zone. Int J Periodontics Restorative Dent 2013;33:e24–e31.

[77] Bilhan H, Geckill O, Mumcu E, Bozdag E, Sunbuloglu E, Kutay O. Influence of surgical technique, implant shape, and diameter on the primary stability in cancellous bone. J Oral Rehabil 2010;37:900–907.

[78] Barikani H, Rashtak S, Akbari S, Badri S, Daneshparvar N, Rokn A. The effect of implant length and diameter on the primary stability in different bone types. J Dent 2013;10:449–455.

[79] Lazzara RJ, Porter SS. Platform switching: A new concept in implant dentistry for controlling post-restorative crestal bone levels. Int J Periodontics Restorative Dent 2006;26:9–17.

[80] Canullo L, Fedele GR, Iannello G, Jepsen S. Platform switching and marginal bone-level alterations: The results of a randomized controlled trial. Clin Oral Implants Res 2010;21:115–121.

[81] Linkevicius T, Apse P, Grybauskas S, Puisys A. Influence of thin mucosal tissues on crestal bone stability around implants with platform switching: A 1-year pilot study. J Oral Maxillofac Surg 2010;68:2272–2277.

[82] Vervaeke S, Dierens M, Besseler J, De Bruyn H. The influence of initial soft tissue thickness on peri-implant bone remodeling. Clin Implant Dent Relat Res 2014;16:238–247.

[83] Puisys A, Linkevicius T. The influence of mucosal tissue thickening on crestal bone stability around bone-level implants. A prospective controlled clinical trial. Clin Oral Implants Res 2015;26:123–129.

[84] Linkevicius T, Puisys A, Steigmann M, Vindasiute E, Linkeviciene K. Influence of vertical soft tissue thickness on crestal bone changes around implants with platform switching: A comparative clinical study. Clin Implant Dent Relat Res 2015;17:1228–1236.

[85] Rodriguez X, Acedo AN, Vela X, Fortuno A, Garcia JJ, Nevins M. Arrangement of peri-implant connective tissue fibers around platform-switching implants with conical abutments and its relationship to the underlying bone: A human histologic study. Int J Periodontics Restorative Dent 2016;36:533–540.

[86] Rodriguez-Ciurana X, Vela-Nebot X, Segala-Torres M, Rodado-Alonso C, Cambra-Sanchez J, Tarnow DP. The effect of inter-implant distance on the height of the inter-implant bone crest when using platform-switched implants. Int J Periodontics Restorative Dent 2009;29:141–151.

[87] Elian N, Bloom M, Dard M, Cho SC, Trushkowsky RD, Tarnow DP. Effect of interimplant distance (2 and 3 mm) on the height of interimplant bone crest: A histomorphometric evaluation. J Periodontol 2011;82:1749–1756.

[88] Degidi M, Nardi D, Piattelli A. One abutment at one time: Non-removal of an immediate abutment and its effect on bone healing around subcrestal tapered implants. Clin Oral Implants Res 2011;22:1303–1307.

[89] Sung CE, Cochran DL, Cheng WC, et al. Preoperative assessment of labial bone perforation for virtual immediate implant surgery in the maxillary esthetic zone. J Am Dent Assoc 2015;146:808–819.

[90] Kan JYK, Roe P, Rungcharassaeng K, et al. Classification of sagittal root position in relation to the maxillary anterior osseous housing for immediate implant placement: A cone beam computed tomography study. Int J Oral Maxillofac Implants 2011;26:873–876.

[91] Lau SL, Chow J, Li W, Chow LK. Classification of maxillary central incisors—Implications for immediate implant in the esthetic zone. J Oral Maxillofac Surg 2011;69:142–153.

[92] Gluckman H, Pontes CC, Du Toit J. Radial plane tooth position and bone wall dimensions in the anterior maxilla: A CBCT classification for immediate implant placement. J Prosthet Dent 2018;120:50–56.

[93] Howes DG. Angled implant design to accommodate screw-retained implant-supported prostheses. Compend Contin Educ Dent 2017;38:458–464.

[94] Furhauser R, Florescu D, Benesch T, Haas R, Mailath G, Watzek G. Evaluation of soft tissue around single-tooth implant crowns: The pink esthetic score. Clin Oral Implants Res 2005;16:639–644.

[95] Daftary F, Mahallati R, Bahat O, Sullivan RM. Lifelong craniofacial growth for osseointegrated implants. Int J Oral Maxillofac Implants 2012;28:163–169.

[96] Esposito M, Ekestubbe A, Grondahl K. Radiological evaluation of marginal bone loss at tooth sites facing single Branemark implants. Clin Oral Implants Res 1993;4:151–157.

[97] Cosyn J, Sabzevar MM, De Bruyn H. Predictors of inter-proximal and midfacial recession following single implant treatment in the anterior maxilla: A multivariate analysis. J Clin Periodontol 2012;39:895–903.

[98] Tarnow DP, Cho SC, Wallace S. The effect of inter-implant distance on the height of the inter-implant bone crest. J Periodontol 2000;71:546–549.

[99] Nevins M, Chu SJ, Jang W, Kim DM. Evaluation of an innovative hybrid macrogeometry dental implant in immediate extraction sockets: A histomorphometric pilot study in foxhound dog. Int J Periodontics Restorative Dent 2019;39:29–37.

[100]Chu SJ, Ostman PO, Nicolopoulos C, et al. Prospective multicenter clinical cohort study of a novel macro hybrid implant in maxillary anterior postextraction sockets: 1-year results. Int J Periodontics Restorative Dent 2018;38(suppl):S17–S27.

参考文献

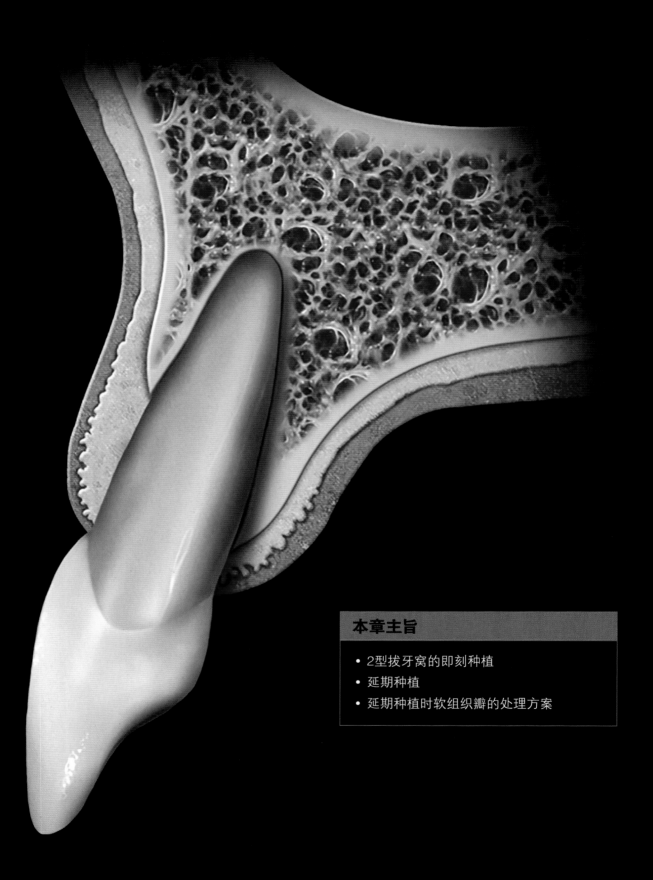

第3章

2型拔牙窝的处理
Management of Type 2 Extraction Sockets

Guido O. Sarnachiaro, DDS / Stephen J. Chu, DMD, MSD, CDT / Dennis P. Tarnow, DDS

在第1章中对拔牙窝的分型进行了介绍，2型拔牙窝指软组织完整，但唇侧骨板部分或完全缺失，牙槽骨存在开裂型缺损。在治疗前，通过临床探诊结合CBCT断层影像检查，准确地诊断出牙槽骨存在的缺损非常重要。因为2型拔牙窝具有迷惑性，在拔牙前的外观是正常的，但在种植后存在软硬组织退缩的风险。

2型拔牙窝的即刻种植

Gelb等最早于1993年发表了一篇有关2型拔牙窝即刻种植的临床报道[1]，通过随访4年的回顾性研究，结果显示种植体的存留率达98%。随后，其他研究者报道的病例不仅在存在开裂型缺损的牙槽骨中行即刻种植，还进行了即刻修复[2-6]。在2型拔牙窝内进行即刻种植，最主要的风险因素不是种植体的存留率，而是后期的美学效果。由于唇侧骨板缺失，增加了唇侧龈缘退缩的风险。Kan等的研究中，将牙槽骨的开裂型缺损分为以下类型：V型（窄）、U型（宽）和UU型（超宽）；并发现牙龈退缩的发生率与开裂缺损的宽度相关[7]。缺损宽度越大，牙龈退缩的风险越高。存在V型缺损者，后期牙龈退缩的比例约8%；存在UU型缺损者，后期牙龈退缩的比例达100%。Chu等根据拔牙后开裂缺损的长度进一步将2型拔牙窝分为多个亚型[8]：

- 2a型拔牙窝：骨缺损局限于拔牙窝唇侧骨板冠方1/3（图1，图2）。
- 2b型拔牙窝：骨缺损累及拔牙窝唇侧骨板冠方和中1/3（图3，图4）。
- 2c型拔牙窝：骨缺损累及拔牙窝唇侧骨板根尖1/3，或缺损贯穿拔牙窝唇侧骨板全长（图5，图6）。

其中，2c-UU型拔牙窝是风险最大的类型，其唇侧骨板缺损既长且宽。基于上述分析，在2型牙槽窝内行即刻种植前，必须对缺损情况进行详细评估，并充分考虑相关风险因素。

在2a-V型和2b-V型的拔牙窝行即刻

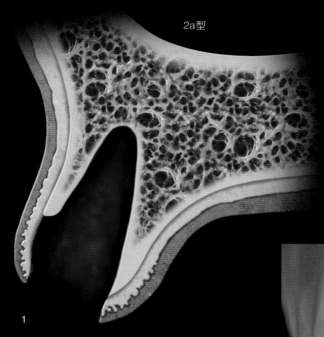

2a型

1

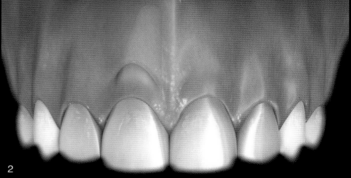

2

图1和图2 2a型拔牙窝：骨缺损局限于拔牙窝唇侧骨板冠方1/3。

2b型

3

4

图3和图4 2b型拔牙窝：骨缺损累及拔牙窝唇侧骨板冠方和中1/3。

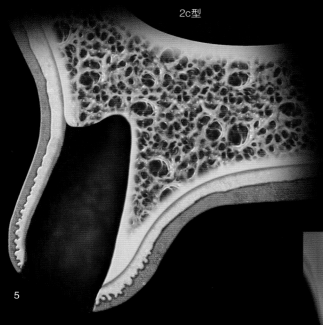

2c型

5

图5和图6 2c型拔牙窝：骨缺损累及拔牙窝唇侧骨板全长。

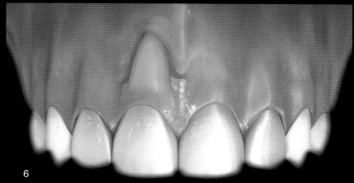

6

种植是可行的，Sarnachiaro等在2016年对相关治疗方案进行了总结[5]。为获得可靠的临床效果，临床操作过程中应注意以下细节：

（1）微创拔除患牙，避免周围牙龈软组织撕裂。

（2）种植体具有良好的初期稳定性，植入扭矩大于30Ncm（图7）。种植体长轴尽可能朝向前牙的舌隆突；前磨牙区种植体需进入腭根的拔牙窝，但穿出点最好位于中央窝。

（3）前牙或后牙都需要制作个性化愈合基台；前牙也可以制作无咬合接触的临时修复体（图8）。

（4）在拔牙窝余留唇侧骨壁和种植体之间，放置交联胶原膜。膜的高度需到达游离龈边缘。交联胶原膜在有血液存在的情况下仍能够维持其硬度。该操作的本质是将2型拔牙窝转变为1型拔牙窝（图9）。

（5）同1型拔牙窝的操作，在交联胶原膜和种植体之间植入植骨材料（图10）。

（6）安装个性化愈合基台（图11）或临时修复体（图12），使其在6个月的愈合期内封闭和保护植骨材料，维持牙槽嵴的外形轮廓[9]。

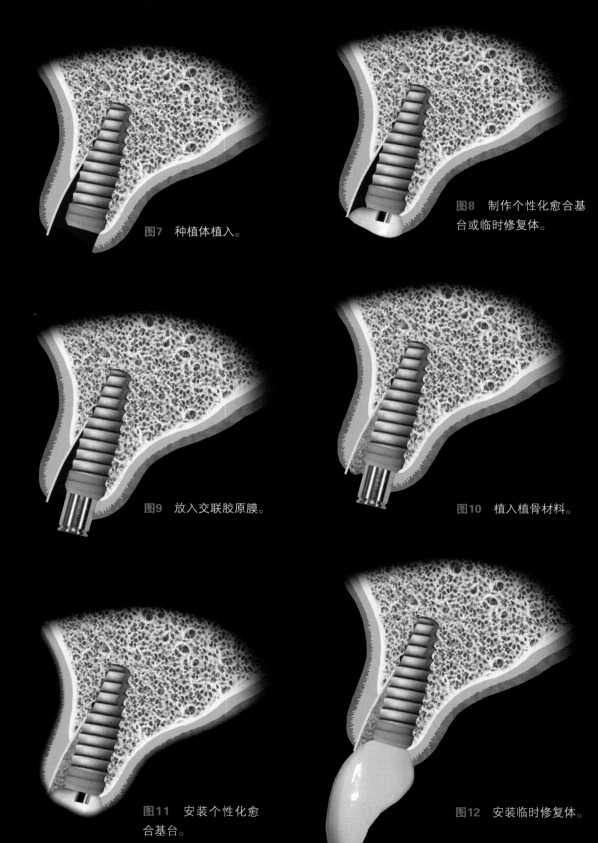

图7 ~ 图11　2型拔牙窝即刻种植方案。

图7　种植体植入。

图8　制作个性化愈合基台或临时修复体。

图9　放入交联胶原膜。

图10　植入植骨材料。

图11　安装个性化愈合基台。

图12　安装临时修复体。

图13 Sarnachiaro等报道的CBCT测得唇侧骨板厚度（*N*=10）[5]。

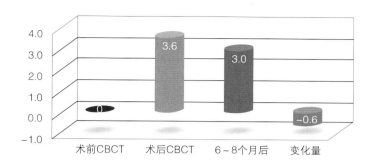

一项针对上颌第一和第二前磨牙的研究显示[5]，拔牙窝种植术前颊侧骨板缺失。应用上述临床方案，术后CBCT测量可见获得了3.6mm的颊侧骨板厚度。愈合6～8个月后，待新生骨成熟后再次CBCT测量可见颊侧骨板厚度为3.0mm。提示植骨材料的吸收量为0.6mm（图13）。Spray等[10]和Chappuis等[11]的研究结果也显示，应用上述临床技术可以可靠地增加2mm以上的骨板厚度。需要提醒的是，植骨材料仅仅是为牙槽嵴外形和轮廓提供支撑，并不会改变附着在种植体表面的细胞类型[12]。

临床病例

患者上颌右侧第二前磨牙颊侧瘘管，位于游离龈上方约3mm（图14）。影像学检查显示患牙已行根管治疗，且无根尖周病变（图15）。进一步CBCT检查显示患牙颊侧骨板部分缺失，临床探诊发现颊侧有窄且深达9mm的牙周袋。提示患牙拔除后属于2b-V型拔牙窝。拆除原金属烤瓷冠，可见颊舌向牙折；不翻瓣拔除病变牙根（图16），彻底清理拔牙窝，使用Nabers探针确定颊侧骨壁穿通部位。以60Ncm的扭矩植入锥形种植体。种植

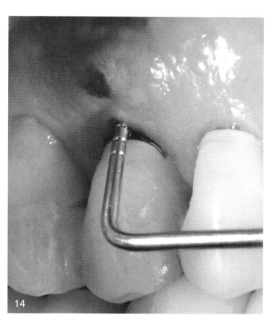

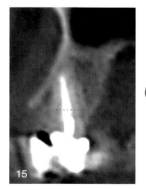

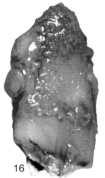

体植入后，根据患牙的大小和形状，选择相匹配型号的iShell（BioHorizons，Vulan Custom Dental），即刻制作个性化愈合基台。

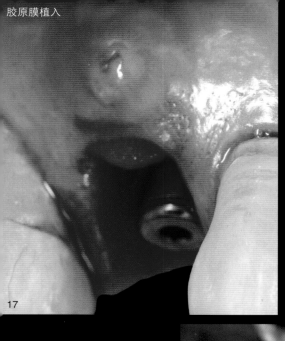

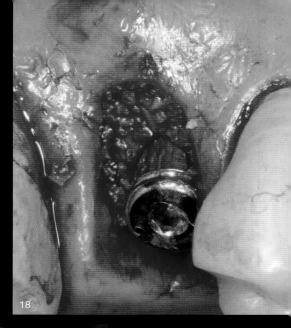

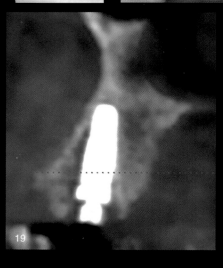

取下个性化愈合基台，进行精修与抛光，之后高压气枪清洗消毒。在种植体上安装一个5mm高且窄的直型愈合基台。将交联胶原膜紧贴颊侧黏膜植入牙槽窝，高度达游离龈缘，从拔牙窝内部覆盖颊侧骨缺损区（图17）。使用小颗粒的（250~500μm）矿化同种异体松质骨材料填充在种植体和交联胶原膜之间的间隙（图18）。完成上述操作后，卸下愈合基台，重新安装个性化愈合基台，使其固

定和保护植骨材料，维持拔牙窝形态。术后即刻进行CBCT检查，可见种植体颊侧的植骨材料（图19）。

上述临床方案的优点在于拔牙的同期保存了拔牙位点的解剖轮廓，而不是待拔牙4~6个月后再进行重塑。二期重建牙槽嵴不仅增加了手术次数，也会面临很多挑战和不确定性。

经过8个月的愈合期，复查可见无牙龈退缩。此时取下个性化愈合基台，进行

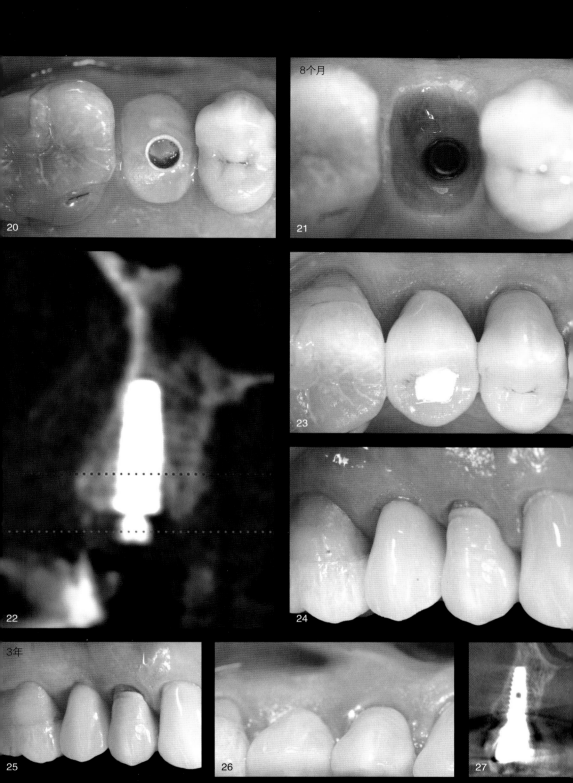

8个月

20

21

22

23

24

3年

25

26

27

终印模制取等后续临床步骤（图20，图21）。术后8个月的CBCT检查可见种植体颊侧新生骨的存在（图22）。制作完成螺丝固位的金属烤瓷修复体（图23，图24）。修复3年后随访的临床情况如图25～图27所示，CBCT显示颊侧骨板稳定。

延期种植

当拔牙窝为2c-UU型骨缺损时，需要采用延期种植方案。此类病例如采用即刻种植的方案会在治疗过程中遇到很多问题，存在较大的风险。在这种情况下，拔牙窝位点保存是一个理想的选择方案，能够获得可预期的结果。

拔牙位点保存的屏障膜

目前，在种植体植入前或植入时使用屏障膜的临床操作很常见，尤其是植骨的情况下。在口腔临床中使用的屏障膜有两种基本类型：不可吸收和可吸收。

不可吸收膜

不可吸收膜最初应用于天然牙牙槽骨缺损的引导骨再生（GBR）手术，以及因美观或者种植的需要进行牙槽嵴骨增量手术。顾名思义，不可吸收膜的优点是能够在口腔内维持临床医生所需要的时间，不会被吸收。无论是致密型的，还是延展型的，最常用的不可吸收膜均为膨体聚四氟乙烯膜（PTFE）。不可吸收膜内部设计有钛支架，放置就位后，能够长期保持原有的形状，维持植骨材料的空间，是引导骨再生手术时一种非常有效的选择。但是不可吸收膜也存在很多缺点，最常见的问题是在愈合阶段容易发生软组织裂开以及膜的暴露，这导致需要提前取出屏障膜，而影响骨再生的量。此外，新生骨成熟之后，还需要额外的多进行一次手术取出不可吸收膜。在二次手术取出时，不可吸收膜可能会伴有部分牙槽骨的损伤与轮廓变化，因此一般适用于先行引导骨再生手术，骨重建之后再进行种植体植入的病例；而不推荐用于前牙美学区的即刻种植。

可吸收膜

可吸收膜是目前口腔种植和牙周病学临床中最常使用的屏障膜。可吸收膜不需要再进行额外的手术取出。如果可吸收膜暴露于口腔，在唾液中酶的作用下，数周内即被吸收。可吸收是一个优点，但是对于有些临床情况，例如某些骨缺损需要进行大范围的骨增量手术，骨替代材料需要很长的时间才能成熟，可吸收膜不一定能够维持足够的时间。不同的可吸收膜，在能够维持完整性的时间方面存在很大的差异。不仅膜的厚度、使用的胶原类型会影响膜维持完整性的时间，膜的制作工艺也有差异，比如更高程度的交联会延缓胶原的吸收时间。对于每种可吸收膜，制造商会提供其吸收速度的说明。一般情况下，如果植骨的量越大，则需要使用更厚、交联程度更高的胶原膜。

可吸收膜的主要缺点就是空间维持的效果不是非常可靠。因此，大范围的缺损如选择使用可吸收膜，选择植骨材料也需要有一定策略，例如使用不易吸收的异种骨或大颗粒矿化同种异体皮质骨等，而不是容易塌陷的小颗粒同种异体骨或脱矿骨。如有必要，也可以在牙槽骨上植入帐篷钉，发挥支撑作用，在愈合阶段防止屏障膜塌陷。此外，不是所有的屏障膜都可以用缝线或膜钉进行固定。有些可吸收膜在湿润后会变软，密切贴附于植骨材料表面；而有些屏障膜则比较硬，即使湿润或被血液浸泡后，仍维持其原有形态。针对前述的2型拔牙窝即刻种植的技术方案，以及即将讲述的"冰激凌筒"技术，均需选择强度较高的交联胶原膜，才能够顺利插入牙槽窝，而不发生塌陷，且不需要进行缝合固定。

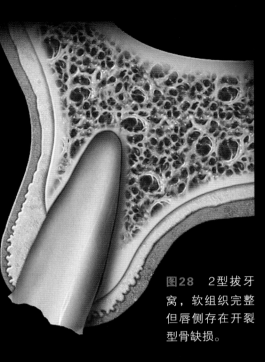

图28 2型拔牙窝，软组织完整但唇侧存在开裂型骨缺损。

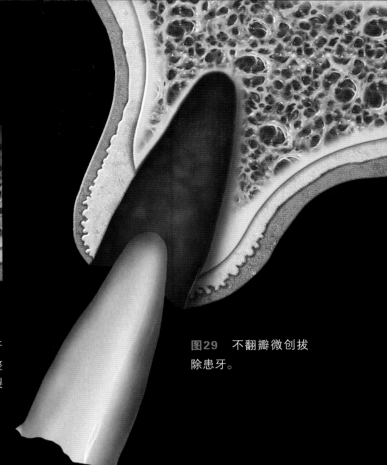

图29 不翻瓣微创拔除患牙。

"冰激凌筒"技术

口腔软硬组织缺损的修复和重建需要仔细的评估检查以及治疗方案分析与制订。应使用尽量简单、可行、结果可预测、患者可以承担的方案，来达到维持远期效果的主要目标。理想的重建拔牙窝唇侧骨壁的临床方案，不仅需要技术简单，而且应尽量微创，以保存附着龈和软组织轮廓。基于上述需要，Elian等在2007年提出了一项"冰激凌筒"技术[13]。该技术主要用于修复2型拔牙窝，即拔牙窝的软组织保持理想的高度和形态，但是唇侧存在开裂型骨缺损（图28）。

患牙经确认无法保留，需要拔除，拔除过程需以无创的方式进行。首先锐性切断牙周膜纤维，然后在不翻黏骨膜瓣的条件下，使用薄的牙挺和小喙的拔牙钳拔除患牙（图29）。对于牙根难以拔除的病例，建议使用细金刚砂车针分根后再行拔除。对于种植医生来说，拔牙这一环节的关键是尽量保存牙槽骨。

牙齿拔除后，牙槽窝需要彻底清创，常规生理盐水冲洗，也可配合用抗生素冲洗，确保去除所有的感染组织。清创时务必要注意，尽量避免软组织穿孔（图30），因为唇侧骨板的缺损，软组织变得松软，易塌陷（图38）。

将可吸收的交联胶原膜，修剪成类似V形或冰激凌筒状（图31）。膜应选择有一定强度且能够抵抗撕裂，以保证在引导骨再生手术中可以缝合，并能够维持较长的时间不被吸收。膜应具有一定的硬度，能够在插入拔牙窝时不发生卷曲或塌陷。修剪膜呈冰激凌筒状，要求窄的一边插入拔牙窝唇侧后，其宽度能够延伸覆盖至骨缺损两侧的余留骨板；宽的一边，要能够覆盖植骨后的拔牙窝开口（图32）。

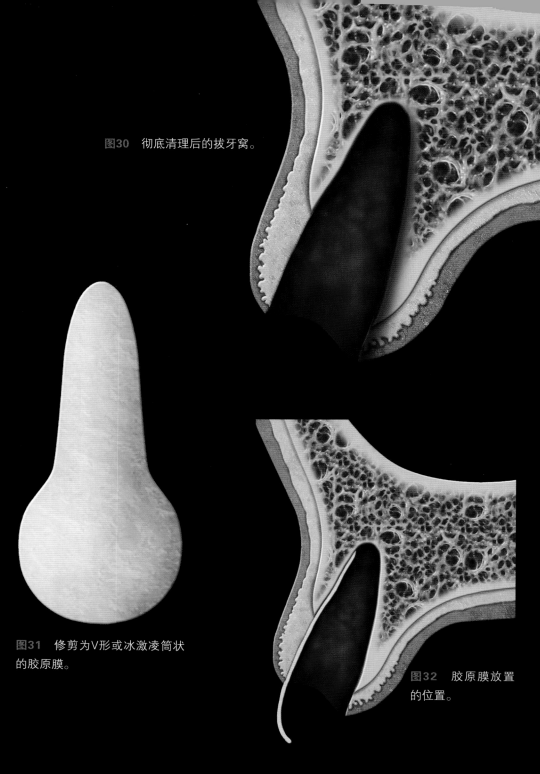

图30 彻底清理后的拔牙窝。

图31 修剪为V形或冰激凌筒状的胶原膜。

图32 胶原膜放置的位置。

交联胶原膜修剪成形后，紧贴唇侧骨壁插入拔牙窝；然后在拔牙窝内放入植骨材料，向膜的方向加压，直至植骨材料能够支撑唇侧软组织恢复正常的外形轮廓。在理想的情况下，植骨材料在拔牙窝内填充紧密，并维持稳定、不移位（图33）。

该方案中，推荐使用小颗粒（250～500μm）、矿化的同种异体松质骨。植入前，植骨材料应在盐水中浸泡5分钟以上，以保持足够的湿度，能够聚集到一起，以便于填充。矿化的同种异体骨，填入拔牙窝后被压实，吸收比较慢，在新骨

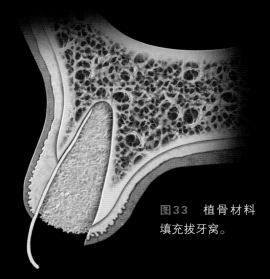

图33 植骨材料填充拔牙窝。

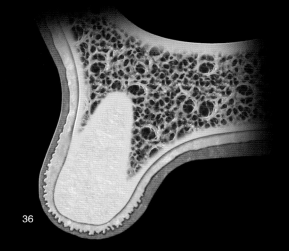

图34 屏障膜覆盖拔牙窝并与腭侧黏膜缝合。

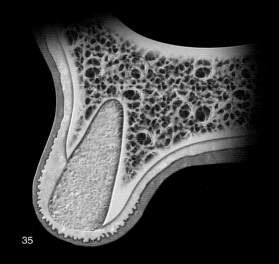

35

36

图35和图36 交联胶原膜吸收后并完成骨改建的牙槽嵴。

生成、长入拔牙窝的愈合过程中，能够有效地维持牙槽嵴的外形轮廓。

植骨材料填充后，用膜的上部分覆盖拔牙窝的开口。并用5-0可吸收线将膜与腭侧软组织缝合2~3针，使膜固定（图34）。唇侧部分膜不需要缝合，因为植骨材料对唇侧的压力能够保持膜的位置。

"冰激凌筒"技术是一项简单的拔牙位点保存技术，能够修复重建存在开裂型骨缺损的拔牙窝，使愈合后的牙槽嵴有一定的宽度以允许种植体植入（图35，图36）。虽然Tan等的研究显示，与拔牙前的牙槽嵴相比，采用"冰激凌筒"技术，愈合后的牙槽嵴宽度平均减少约1.32mm[14]，但仍能满足植入种植体的需要，如有需要，也可以再次行牙槽嵴骨增量手术（图43）。

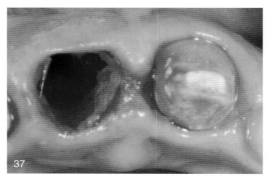

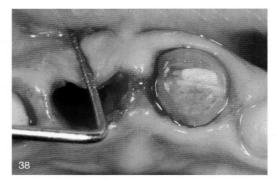

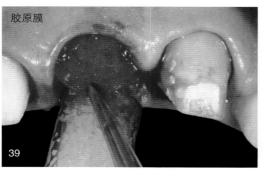

胶原膜

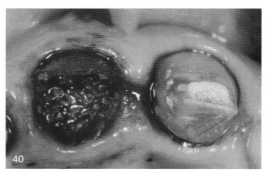

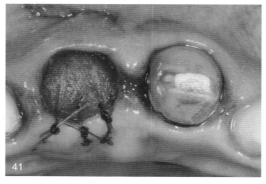

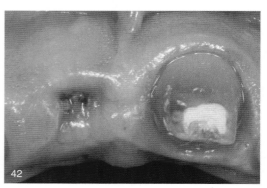

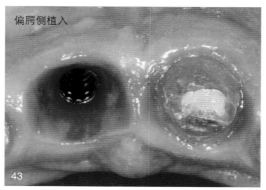

偏腭侧植入

临床病例

　　图37~图43为应用"冰激凌筒"技术的临床病例。拔牙后，由于缺少骨的支撑，可见拔牙窝周围松弛的软组织。

延期种植的即刻临时修复

　　待牙槽嵴完成愈合重建后植入种植体，为延期种植。Buser建议拔牙6~8周后再植入种植体并行颊侧植骨，以新生骨来稳定种植体。那么延期种植术后是安装愈合基台，还是戴用临时修复体，也是一个问题。延期种植的位点，与新鲜的拔牙窝相比，窝洞预备后供种植体可锚定的骨组织更多，预期会获得更好的初期稳定性。拔牙后行即刻种植，种植体无法填充满拔牙窝，仅根方部分能锚定在骨组织上，虽然一般情况下也可获得足够的初

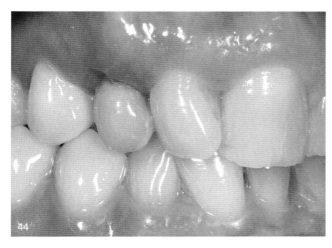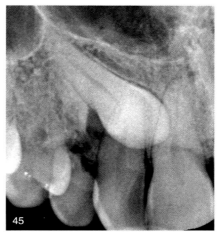

44   45

期稳定性，满足戴用临时修复体的需要（要求植入扭矩30~40Ncm）。但与之相比，延期种植时，种植体能够全部与骨组织接触，从而可以获得更佳的初期稳定性，为戴用临时修复体提供保障。

2011年欧洲有一项研究，报道了延期种植术后行即刻临时修复和仅安装愈合基台的种植体存留率的差别[15]。试验组在种植术后安装临时修复体，种植体存留率为97%，而对照组在种植术后仅安装愈合基台，种植体存留率为100%。研究者另外发现，无论是行即刻临时修复还是仅安装愈合基台，延期种植的种植体存留率与拔牙后即刻种植一致。即刻临时修复成功的关键是确保临时修复体无咬合接触，功能性咬合负载会影响骨组织的愈合过程，必须予以避免。

延期种植时软组织瓣的处理方案

本部分将介绍牙槽嵴愈合后行延期种植手术时，两种软组织瓣的处理方案：环切术和翻瓣术。这两种方案在外科和修复程序之间各有优缺点，本部分还将简述每种方案术后如何制作临时修复体。

软组织环切术

应用环切术处理牙槽嵴顶软组织，避免了翻瓣，这个位点的血运没有受损。但需注意的是，因为应用软组织环切术时无法对种植位点进行骨增量，所以种植位点的骨量必须充分，且有足够的附着龈。使用软组织环切术时，往往是种植位点已经进行过了骨增量。此外，软组织环切术后进行种植体植入无法直视骨面，手术更具挑战性。不过应用软组织环切术种植后的临时修复体制作相对容易，利用临时修复体对软组织的压力，也很容易将软组织塑形成理想的轮廓[16-17]。

临床病例

患者上颌右侧乳尖牙滞留，恒牙埋藏阻生（图44，图45）。对于处在生长发育期的青少年，发生这种情况相对容易处理。但是对于成年人，大多数无法接受近5年时间的正畸治疗，因此针对这种情况可选择的治疗方法比较少。本例患者将滞留乳尖牙和埋藏的恒牙拔除，在拔牙位点进行骨增量术，6个月后行种植修复（图46，图47）。

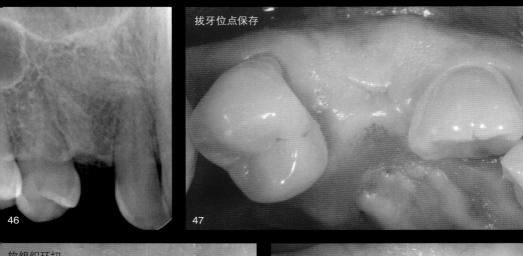

拔牙位点保存

软组织环切

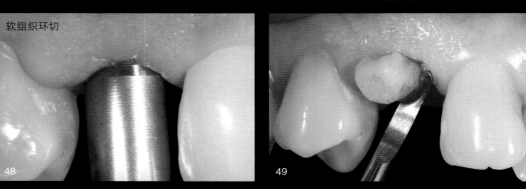

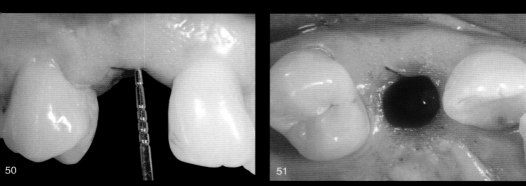

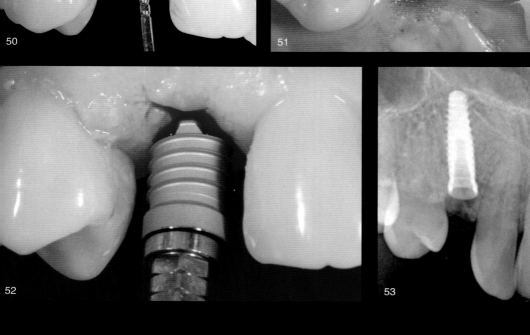

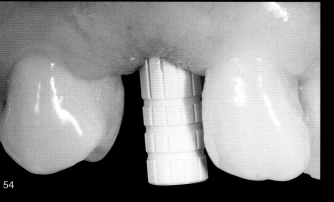

54

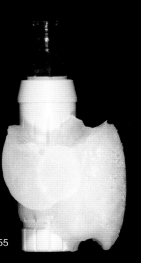

55

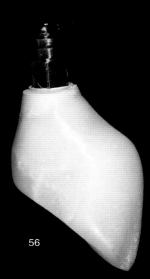

56

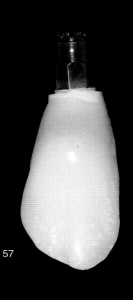

57

经过前期的拔牙位点骨增量处理，愈合后的牙槽嵴宽度足够植入种植体，且有至少4~5mm的垂直向软组织高度。用环切钻进行软组织环切（图48～图51）。根据CBCT检查结果，术者对牙槽嵴进行检查评估后，不翻瓣的情况下完成了种植体植入，种植体位置方向良好，未导致开裂型骨缺损（图52，图53）。

种植体植入后，即刻制作并戴入临时修复体，调整至无咬合接触（图54～图58）。修复体的轮廓取决于种植体的位置和软组织的厚度，可以通过添加树脂获得适宜的临时修复体轮廓。软组织环切术的优点是，在种植体植入后即刻就

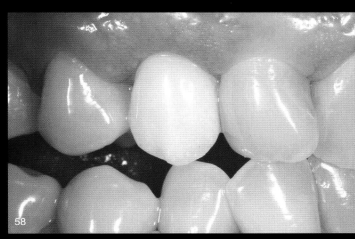

58

可以进行软组织塑形，在骨组织初期愈合后（术后8～12周）不需要再次进行软组织塑形。

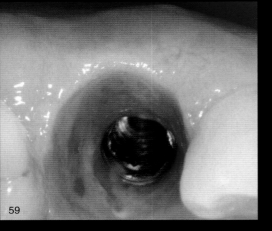

59

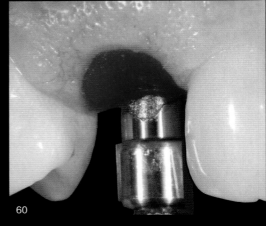

60

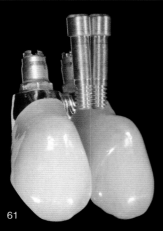

61

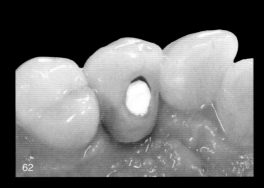

62

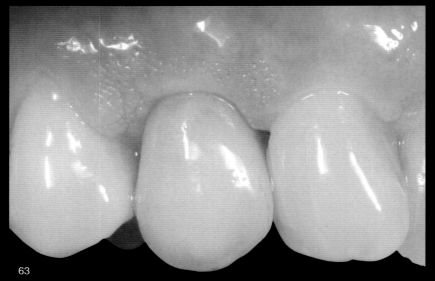

63

　　经过4个月的愈合期，复查可见无牙龈退缩，进行终印模制取（图59，图60）。制作完成螺丝固位的金属烤瓷修复体，修复后颜色、外形等美学效果理想（图61~图63）。

　　尽管该方案需要较多的前期治疗，但最终能够获得理想的美学和功能效果，是单颗前牙种植修复的一种可行方案。

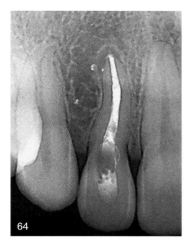

64

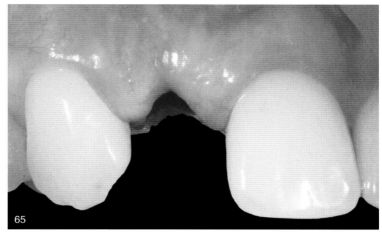

65

软组织翻瓣术

软组织翻瓣术有不可替代的优势，但也存在一些缺点。翻瓣后可以直视黏骨膜瓣下方的牙槽嵴骨结构，行种植体植入时视野更清晰；翻瓣后也允许在种植体植入同期进行牙槽骨增量。翻瓣时可以设计保护牙龈乳头的切口，使牙间乳头的退缩量最小化[18]。软组织翻瓣术的缺点是临时修复体的制作具有一定难度，因为修复体龈下部分的轮廓需要很平坦，甚至呈凹形，以便于软组织瓣贴附，并愈合和重塑。如果修复体龈下部分的轮廓呈凸形，则软组织瓣不易贴附愈合，潜在黏骨膜瓣丧失、软组织退缩的可能。

临床病例

患者上颌右侧侧切牙牙折（图64）。拔除患牙后，经检查确认，拔牙窝唇侧骨板存在开裂型骨缺损，为2b-V型，使用"冰激凌筒"技术进行拔牙位点保存（图65~图67），行延期种植。虽然在拔牙时进行了拔牙窝的植骨重建，但由于牙折导致的唇侧凹陷太明显，在种植体植入时仍需再次行骨增量（图68）。

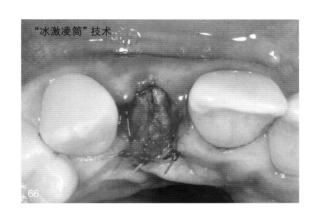

"冰激凌筒"技术

66

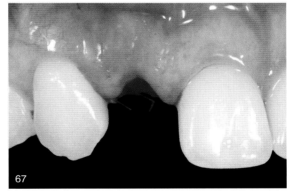

67

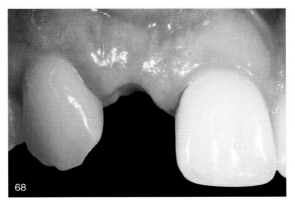

68

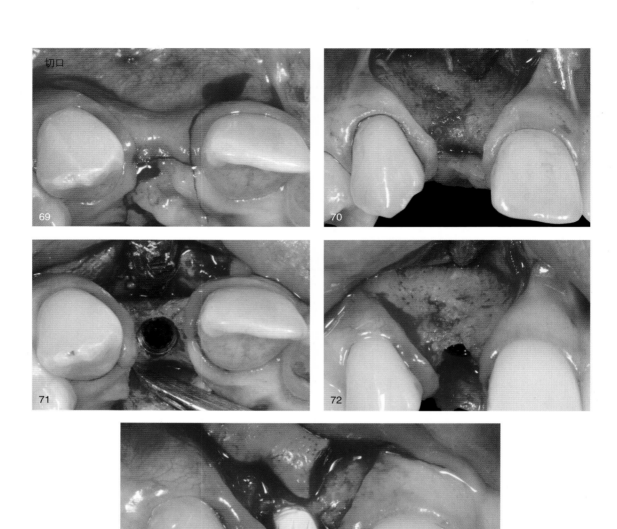

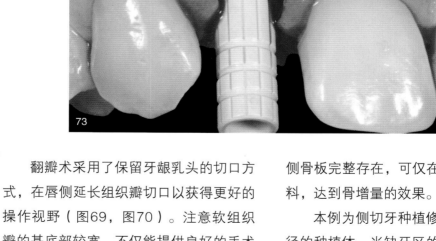

翻瓣术采用了保留牙龈乳头的切口方式，在唇侧延长组织瓣切口以获得更好的操作视野（图69，图70）。注意软组织瓣的基底部较宽，不仅能提供良好的手术视野，也能增加瓣的血供。腭侧软组织翻小瓣，可见虽然颊侧牙槽骨存在一定程度的塌陷，但尚允许种植体偏腭侧植入，并且种植体植入方向利于制作螺丝固位的修复体（图71，图72）。对于该病例，腭侧骨板完整存在，可仅在唇侧植入植骨材料，达到骨增量的效果。

本例为侧切牙种植修复，选择了小直径的种植体。当缺牙区的近远中间隙约为5mm、颊舌侧宽度约为6mm时，建议选择这类小直径的种植体。该病例需要进行骨增量增加颊舌向宽度，偏腭侧植入更利于在唇侧植入植骨材料，且种植体唇侧与自体骨接触而非植骨材料。

在植入植骨材料前，制作临时修复体（图73）。软组织翻瓣术的优点是易于控制种植体植入的位点和角度，利于确保种植体长轴穿过舌隆突，便于设计制作螺丝固位的修复体（图74）。螺丝固位临时修复体的独特优势在于，只有基台与种植体之间的一个龈下界面，只有这一个区域存在微动或微渗漏的可能。而粘接固位的临时修复体有两个界面，基台–种植体界面和冠–基台界面，此外还存在粘接剂残留的可能。

将牙冠与临时修复基台连接制作临时修复体时，需要注意的是，临时修复体穿龈部分的轮廓要平直，近似圆柱形与临时基台一致，以使软组织瓣更好地贴附于临时修复体。如果临时修复体穿龈部分的轮廓过于凸出，会导致软组织瓣不易贴合，增加软组织瓣退缩或丧失的风险，甚至导致植骨材料暴露、植骨材料感染等问题。不适宜的临时修复体外形可能会导致严重的后果。

软组织翻瓣时，如采用了保留牙龈乳头的切口方式，有时候会使用直型愈合基台，而不是安装临时修复体。直型愈合基台能允许切口很好地关闭，而临时修复体有时会将颊侧瓣推向颊侧，导致创口关闭困难。在这种情况下，在垂直切口愈合4周后，可能需要再次使用临时修复体进行牙龈塑形。对于采用粘接固位修复体的病例，建议使用个性化基台，以防止粘接位置位于龈下过深，如选择成品基台，务必要注意这一点。

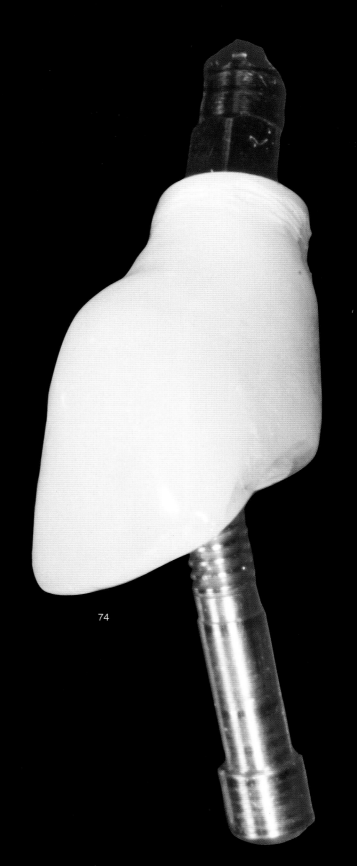

74

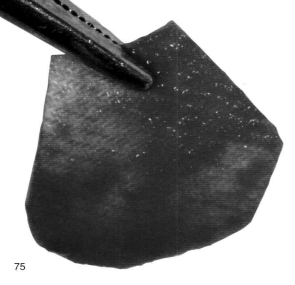

75

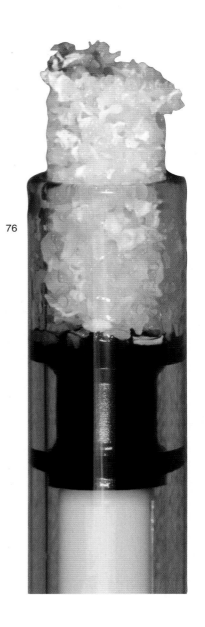

76

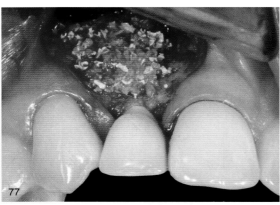

77

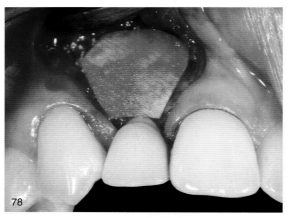

78

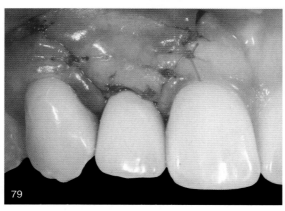

79

植入植骨材料前，选择适宜尺寸的可吸收膜，修剪成合适的大小及外形，要求能够充分覆盖植骨材料（图75）。在待植骨区植入植骨材料，并压实（图76，图77）。膜已经修剪为适宜的大小和形状，将骨粉颗粒完全覆盖，确保不会发生移位（图78）。临时修复体的穿龈部分平坦或呈凹形，使软组织瓣能够很好地适应修复体，在无张力的情况下缝合（图79）。至此，完成了种植体植入、唇侧植骨以及临时修复体的制作。

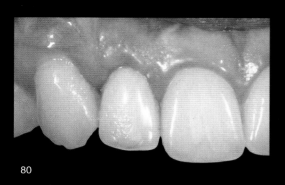

80

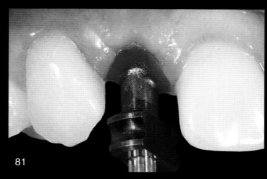

81

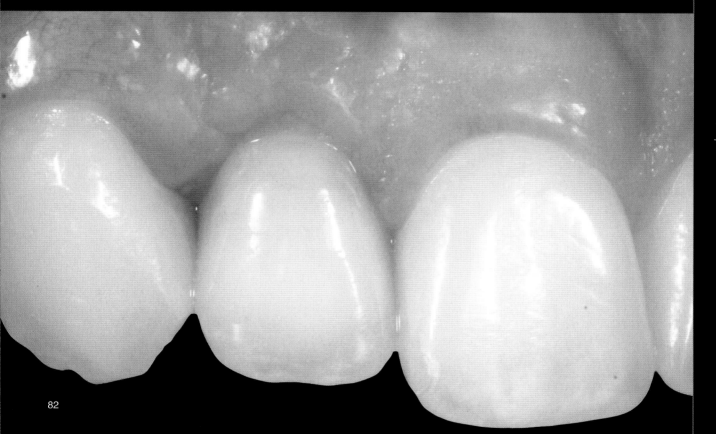

82

　　术后1周复查，软组织愈合良好（图80）。5个月后，卸下临时修复体，制取终印模。使用成型树脂（GC公司）制作个性化转移杆进行种植体水平印模（图81）。临时修复体取下后，软组织会很快发生塌陷，所以印模的操作必须尽快完成。将印模送至技工中心，制作完成螺丝固位的金属烤瓷修复体。采用上述临床方案最终获得了满意的美学效果（图82，图83）。

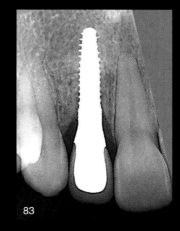

83

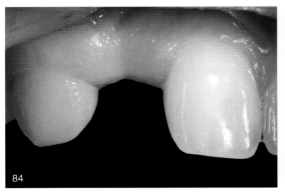

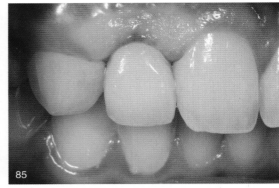

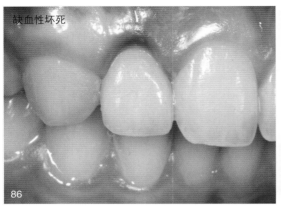
缺血性坏死

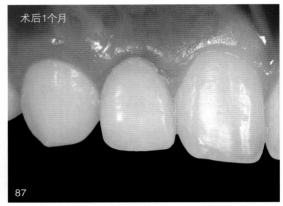
术后1个月

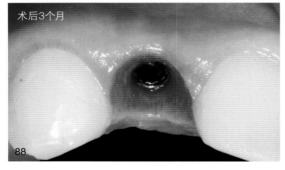
术后3个月

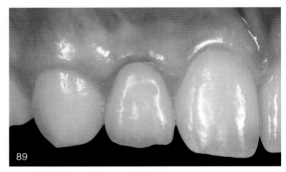

使用临时修复体进行软组织塑形

软组织塑形最好是在种植体完成骨结合后进行。软组织塑形过程中因受到临时修复体的外形支撑或牵拉，需要充足的时间成熟并稳定。在有些情况下，软组织塑形并不是一次完成，而是通过多次复诊，每次可能间隔1～2周或更长，逐步完成塑形。例如图84所示患者，一次直接将软组织塑形至预期轮廓，因过度挤压，1周后软组织出现缺血坏死，幸好并未对最终结果造成明显的影响。因此，在进行软

组织塑形时必须谨慎。初次塑形软组织受压后会发白，如果这种缺血的现象超过10～15分钟仍然没有消失，说明软组织所受压力太大，可能会发生组织坏死（图85，图86）。如果软组织受压发白的现象持续超过15分钟，则需卸下临时修复体，修整外形轮廓后重新就位。再次强调，软组织局部缺血必须在10～15分钟后消失。如图87所示患者，软组织塑形在术后1个月后基本完成。术后3个月，制取种植体水平印模，制作完成的最终修复体外形理想（图88，图89）。

参考文献

[1] Gelb DA. Immediate implant surgery: Three-year retrospective evaluation of 50 consecutive cases. Int J Oral Maxillofac Implants 1993;8:388–399.

[2] Noelken R, Kunkel M, Wagner W. Immediate implant placement and provisional restoration after long-axis root fracture and complete loss of the facial bony lamella. Int J Periodontics Restorative Dent 2011;31:175–183.

[3] da Rosa JC, Rosa AC, da Rosa DM, Zardo CM. Immediate dentoalveolar restoration of compromised sockets: A novel technique. Eur J Esthet Dent 2013;8:432–443.

[4] da Rosa JC, Rosa AC, Francischone CE, Sotto-Major BS. Esthetic outcomes and tissue stability of implant placement into compromised sockets following immediate dentoalveolar restoration: Results of a prospective case series at 58 months follow-up. Int J Periodontics Restorative Dent 2014;34:199–208.

[5] Sarnachiaro GO, Chu SJ, Sarnachiaro E, Gotta SL, Tarnow DP. Immediate implant placement into extraction sockets with labial plate dehiscence defects: A clinical case series. Clin Implant Dent Relat Res 2016;18:821–829.

[6] Tripodakis AP, Gousias H, Mastoris M, Likouresis D. Five-year volumetric evaluation of periodontally compromised sites restored by immediate implant restorations. Int J Periodontics Restorative Dent 2016;36:645–653.

[7] Kan JY, Rungcharassaeng K, Sclar A, Lozada JL. Effects of the facial osseous defect morphology on gingival dynamics after immediate tooth replacement and guided bone regeneration: 1-year results. J Oral Maxillofac Surg 2007;65:13–19.

[8] Chu SJ, Sarnachiaro GO, Hochman MH, Tarnow DP. Subclassification and clinical management of extraction sockets with labial dentoalveolar dehiscence defects. Compendium 2015;36:516–525.

[9] Crespi R, Capparé P, Crespi G, Gastaldi G, Romanos G, Gherlone E. Tissue remodeling in immediate versus delayed prosthetic restoration in fresh socket implants in the esthetic zone: Four-year follow-up. Int J Periodontics Restorative Dent 2018;38(suppl):s97–s103.

[10] Spray JR, Black CG, Morris HF, Ochi S. The influence of bone thickness on facial marginal bone response: Stage 1 placement through stage 2 uncovering. Ann Periodontol 2000;5:119–128.

[11] Chappuis V, Rahman L, Buser R, Janner S, Belser U, Buser D. Effectiveness of contour augmentation with guided bone regeneration: 10-year results. J Dent Res 2018;97:266–274.

[12] Rosenlicht JL, Tarnow DP. Human histologic evidence of integration of functionally loaded hydroxyapatite-coated implants placed simultaneously with sinus augmentation: A case report 2.5 years post placement. J Oral Implantol 1999;25:7–10.

[13] Elian N, Cho SC, Froum S, Smith RB, Tarnow DP. A simplified socket classification and repair technique. Pract Proced Aesthet Dent 2007;19:99–104.

[14] Tan-Chu JHP, Tuminelli FJ, Kurtz KS, Tarnow DP. Analysis of buccolingual dimensional chnages of the extraction socket using the 'ice cream cone' flapless grafting technique. Int J Periodontics Restorative Dent 2014;34:399–403.

[15] den Hartog L, Raghoebar GM, Stellingsma K, Vissink A, Meijer HJA. Immediate nonocclusal loading of single implants in the aesthetic zone: A randomized clinical trial. J Clin Periodontol 2011;38:186–194.

[16] Cooper LF, Reside G, Raes F, et al. Immediate provisionalization of dental implants in grafted alveolar ridges in the esthetic zone: A 5-year evaluation. Int J Periodontics Restorative Dent 2014;34:477–486.

[17] Chu SJ, Tarnow DP. Provisional restoration of single tooth implants into healed ridges in the esthetic zone. J Cosmet Dent 2014;29:112–123.

[18] Gomez-Roman G. Influence of flap design on peri-implant interproximal crestal bone loss around single-tooth implants. Int J Oral Maxillofac Implants 2001;16:61–67.

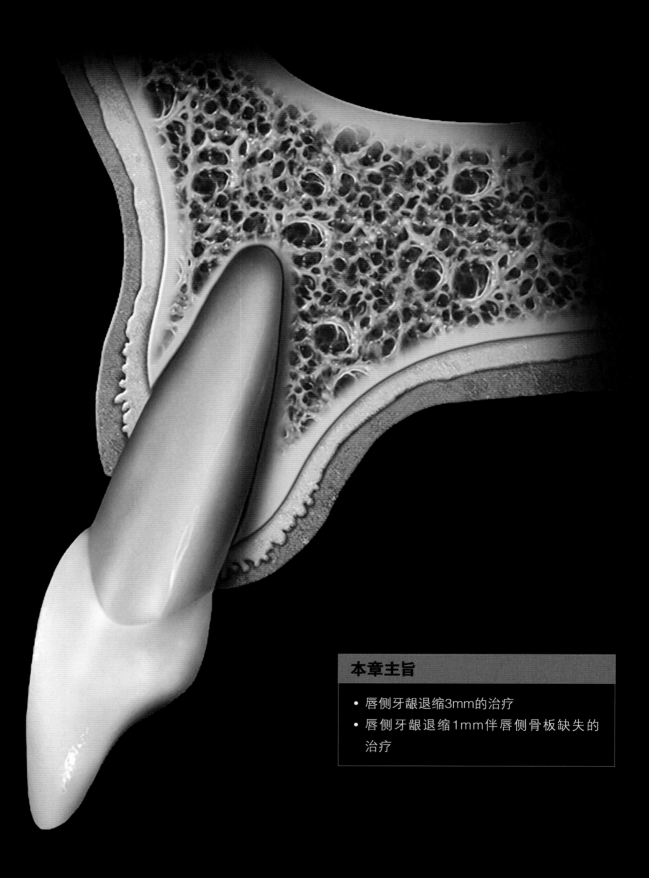

第4章

3型拔牙窝的处理
Management of Type 3 Extraction Sockets

3型拔牙窝由于存在唇侧牙龈退缩现象，提示同时存在硬组织和软组织缺损，因此向临床医生提出了更大的挑战。牙龈退缩和牙周附着龈丧失一般是由牙周病导致的。此外，单独的唇面中部牙龈退缩与以下因素有关：①牙齿颈部的磨损或磨耗；②牙齿错位，特别是唇向移位；③修复体的轮廓过凸；④薄龈生物型[1-2]。对于严重的唇侧牙龈退缩（≥3mm）病例，由于突出的牙根外形以及颈部磨损，建议进行延期种植。对于此类病例，应先拔除患牙，让拔牙窝的骨组织和软组织自然愈合，以使膜龈联合（Mucogingival Junction，MGJ）完整，并维持在原有位置（图1~图4）。在拔牙窝表面，即膜龈联合至腭部软组织之间，完全由角化龈（原生的结缔组织）填充。此类病例也可采用早期种植的方案。相反，如果在拔牙同期尝试使用冠向复位瓣关闭拔牙窝或软组织缺损，将会改变膜龈联合的原始位置，不利于后期修复，还需要进行二次手术纠正（图5，图6）。

牙齿位置过于偏唇侧是另一个导致唇侧中部牙龈退缩的常见原因，这可以通过正畸治疗改变牙齿位置加以解决。不过，如果需要拔除的牙齿其唇面中部牙龈退缩较轻微（<3mm），且患者笑线较低，微笑时不显露牙龈，也可以选择拔牙同期行种植体植入。相关的治疗策略包括：①偏腭侧植入种植体；②适宜的修复体轮廓，允许牙龈组织在偏冠方的位置愈合，达到纠正牙龈退缩缺损的效果[3-4]。

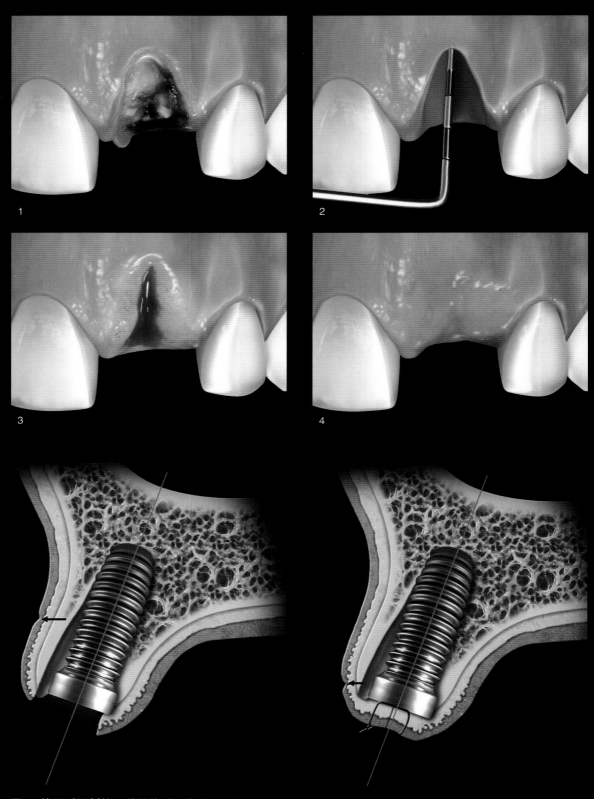

图5　拔牙后即刻植入种植体时正常的膜龈联合位置。

图6　即刻种植后，牵拉软组织瓣覆盖拔牙窝及种植体，膜龈联合的位置将会向冠方移动，附着龈的宽度将会减少，后期需要二次手术将膜龈联合的位置还原，以增加种植体周围的附着龈。

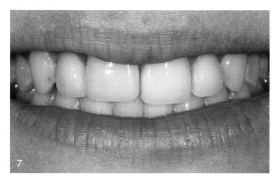
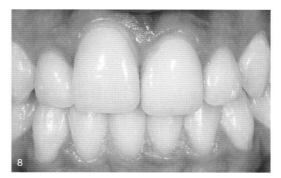

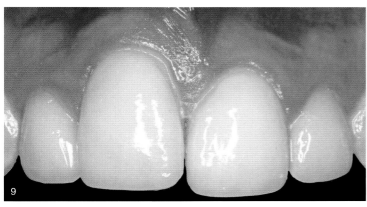
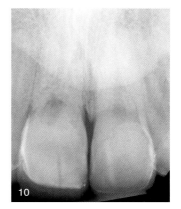

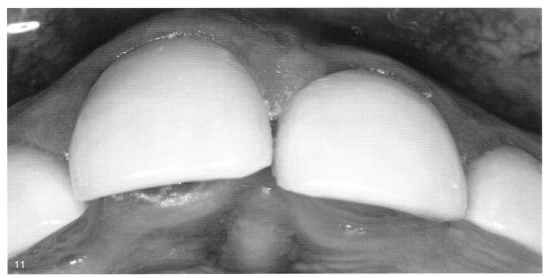

唇侧牙龈退缩3mm的治疗

患者，女性，26岁，上颌中切牙贴面修复，可见右侧中切牙相对于邻牙更偏向根方（图7～图11）。尽管患者微笑时呈低位笑线，但患者仍然想改善由于牙齿垂直向和颊舌向位置异常导致的切缘位置偏根方、牙龈形态不协调等美学问题（图7）。前期就诊时，患者希望通过正畸治疗将中切牙恢复至正常的位置以改善美观问题。但是，由于该牙齿有外伤史，导致根骨粘连，正畸治疗无法取得预期的效果。X线检查显示该牙已出现牙根内吸收（图10）。

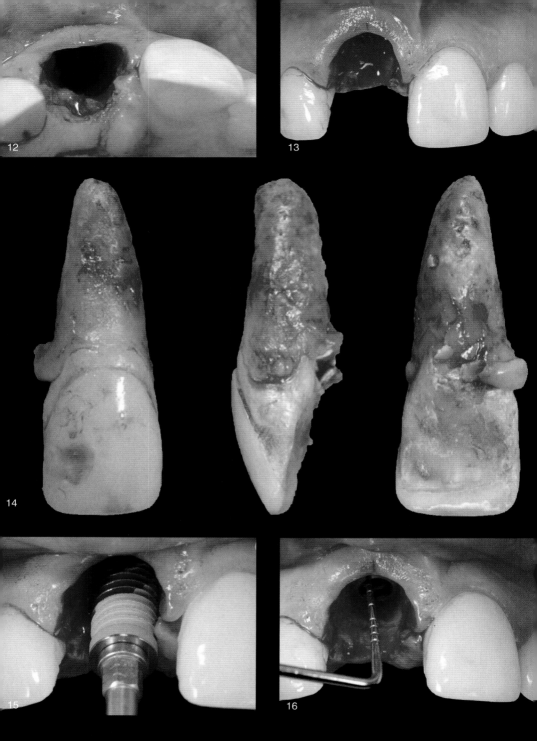

在不翻瓣的情况下，微创拔除患牙
（图12，图13）。患牙的腭侧已呈现吸
收性病变（图14）。种植体植入深度与
唇侧骨板边缘基本平齐，距游离龈边缘约

3mm（图15，图16）。

此外，种植体的植入位置与原牙根相
比更偏腭侧，以利于临时修复体获得理想
的外形轮廓。对于3型拔牙窝，进行治疗

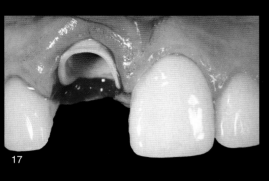

17

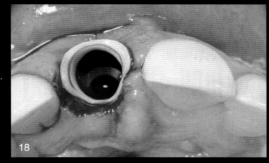

18

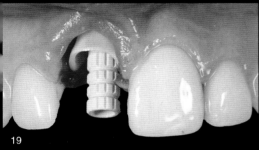

19

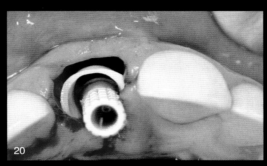

20

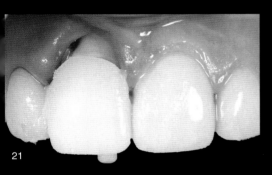

21

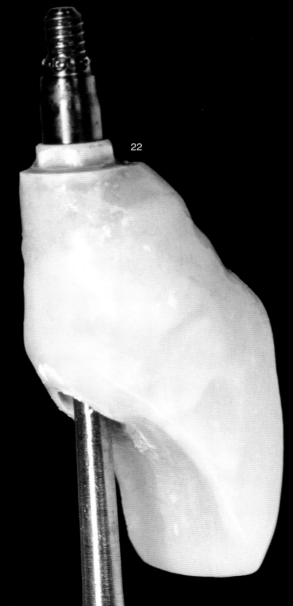

22

结果预测时，一个关键要素在于腭侧软组织边缘的高度，当腭侧软组织边缘相对于唇侧更偏冠方，且与相邻软组织高度基本一致时，往往可获得较为理想的效果（图13）。使用CAD/CAM技术，将预成的聚甲基丙烯酸甲酯树脂块切削成与缺损区相匹配的牙龈轮廓成型套筒[5]（图17~图20）。用自凝树脂（Super-T, American Consolidated）将该牙龈套筒与临时基台结合，制作成螺丝固位的临时修复体（图21，图22）。

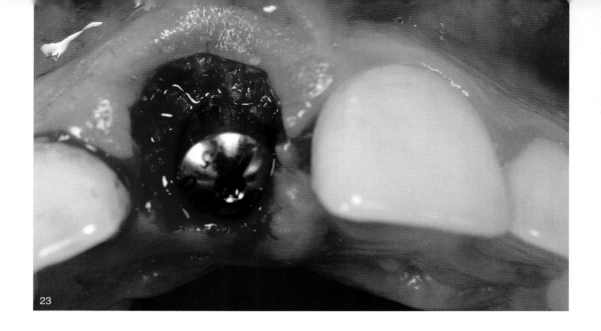

23

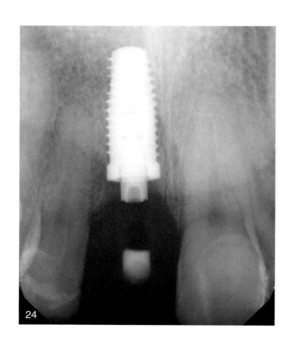

24

临时修复体应具有平坦甚至凹陷的穿龈轮廓，能够诱导唇侧的牙龈向冠方迁移。临时修复体制作完成后将其取下，在种植体上安装小直径高穿龈的愈合基台，以便于将小颗粒的矿化同种异体松质骨（Puros，Zimmer Biomet）植入种植体唇侧间隙。根据拔牙窝双区管理技术的理念，不仅要求骨区（唇侧骨壁与种植体之间）进行植骨，在软组织区（愈合基台周围）也进行植骨（图23）。取下愈合基台，重新安装无咬合接触的临时修复体，在4～6个月的种植体愈合阶段维持植骨材料的稳定（图24）。相对于患牙拔除前的原始位置与外形，临时修复体的外形轮廓明显内收，以允许牙龈软组织向切端及腭侧迁移，以重建正常的唇侧游离龈位置。图25～图28显示了术后1周至5个月的时间内，伤口的愈合过程及软组织的生长变化，可以观察到，在愈合过程中游离龈边缘明显地向冠方迁移。

在前牙即刻种植修复的治疗过程中，要高度重视软硬组织成熟对于实现理想美学效果的意义。骨组织的成熟需要6个月，而软组织的成熟需要3个月。术后5个月，第一次将临时修复体取下（图29），安装种植体水平的转移杆，使用有颜色的树脂（Pattern Resin，GC公司）堆积在转移杆周围，用于记录软组织的穿龈轮廓（图30）。使用硅橡胶印模材料（Flexitime，Kulzer）制取印模（图31），将替代体安装在印模内的转移杆上，注入牙龈硅橡胶，灌制石膏模型，由技工室制作完成螺丝固位的最终修复体（图32，图33）。

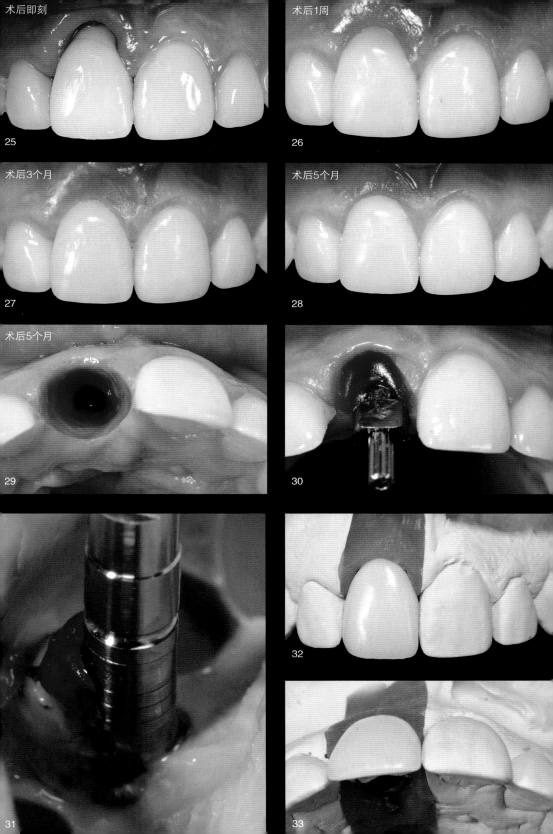

术后即刻

25

术后1周

26

术后3个月

27

术后5个月

28

术后5个月

29

30

31

32

33

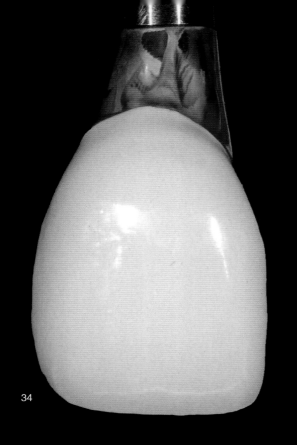

34

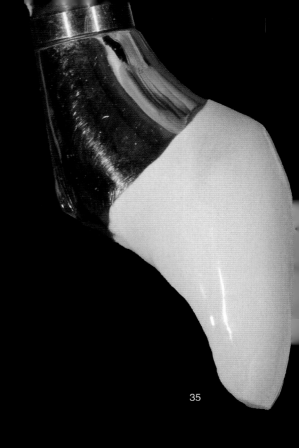

35

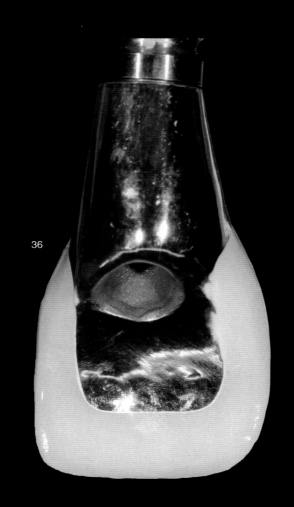

36

由于理想的强度和良好的美学效果，选择金属烤瓷修复体作为最终修复体[6]。这种材料不仅能够形成合适的穿龈轮廓，同时可为平台转移的修复体提供理想的强度。使用贵金属合金或表层镀金能改善牙龈透出的颜色，获得理想的美学效果[7]（图34~图36）。参照制造商推荐的中央螺丝扭矩，固定最终修复体（图37）。术后3年随访可见，右侧上颌中切牙种植修复体的组织轮廓及牙龈颜色与邻牙协调（图38），根尖X线片显示种植体周围骨组织也维持在理想水平（图39）。

该病例原发表于：Tarnow DP, Chu SJ. Clinica management of type 3 recession defects wit immediate implant and provisional restoration therapy A case report. Compendium 2017;38(7):468 - 473 Copyright@2017 to AEGIS Publications, LLC. A rights reserved. 在本书中的使用已获得出版社的授权同意。

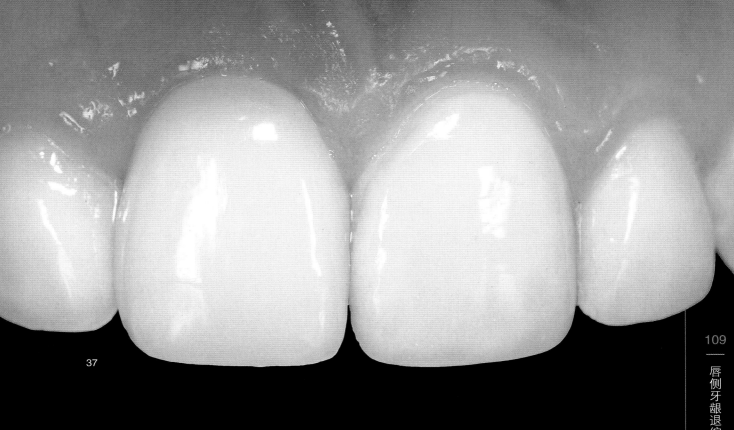

37

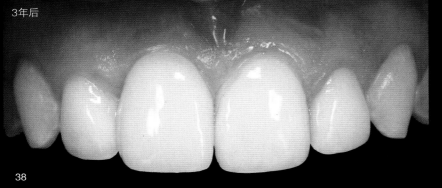

3年后

38

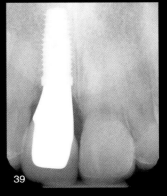

39

唇侧牙龈退缩1mm伴唇侧骨板缺失的治疗

当患牙唇侧牙龈退缩1～2mm，并通过CBCT影像及根尖X线片可见唇侧骨板缺失，应采用第3章所述2型拔牙窝的处理以及牙冠塑形的方法来处理这些缺损（图40～图42）。首先去除患牙临床冠，之后按照本书第2章讲述方法，使用尖锐的分离器及牙周膜挺（periodontal elevators）拔除余留牙根（图43），牙龈软组织完整，但唇侧骨板缺失（图44～图46）。种植体植入后，按第2章所述方法，使用iShell（BioHorizons，Vulcan Custom Dental）重建拔牙窝在患牙拔除前的软组织穿龈轮廓，之后在种植体上安装PEEK柱形临时基台，用自凝树脂将iShell与临时基台粘接在一起（图47～图49）。

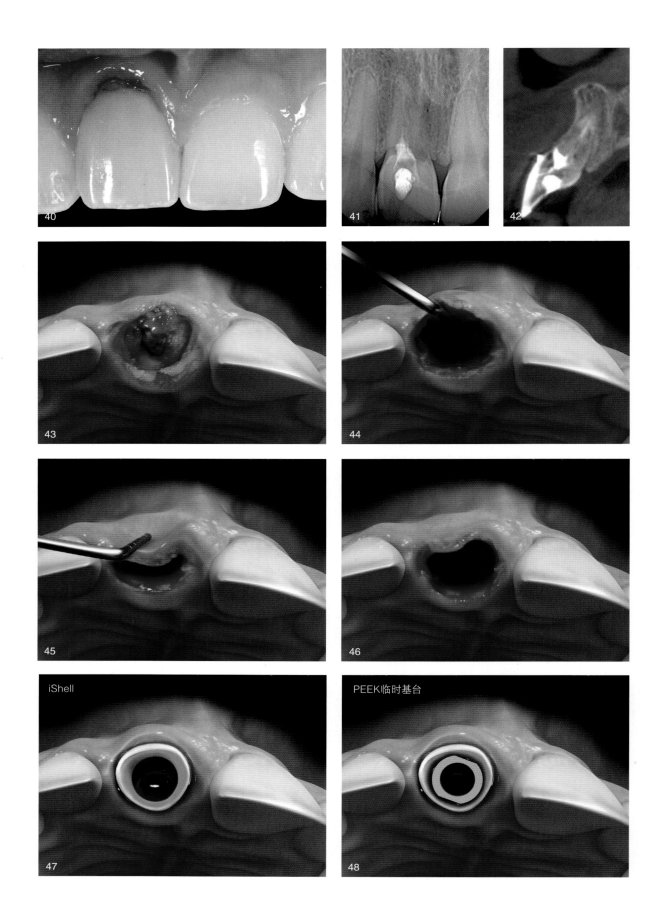

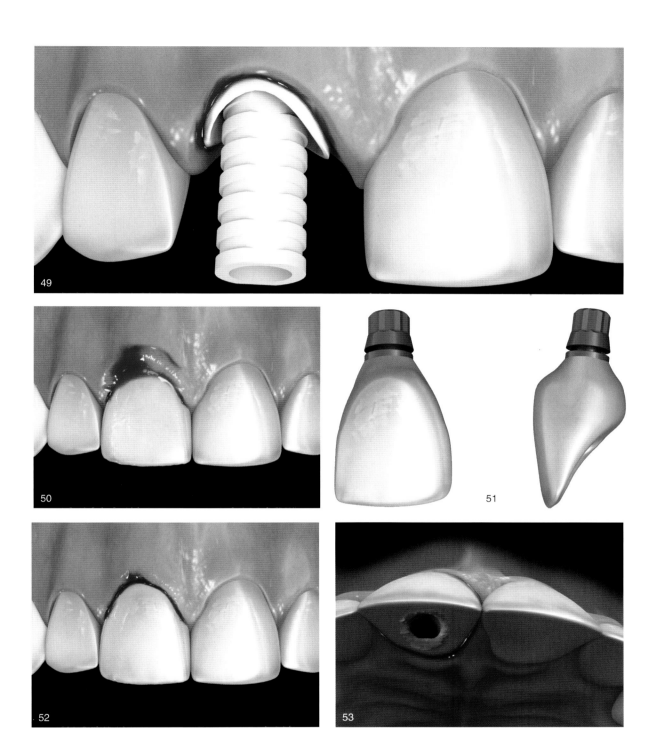

49

50

51

52

53

　　将预成的树脂贴面粘接在 PEEK 临时基台上，之后用树脂填充，经修形完成临时修复体的制作（图 50，图 51）。临时修复体可略唇倾，以避免咬合接触。需要注意的是，对于已经存在牙龈退缩的病例，临时修复体的唇面外形凸点，相对于邻牙的釉牙骨质界，应略偏切端方向（图 51）。图 52 和图 53 所示为临时修复体的外形轮廓和咬合情况。

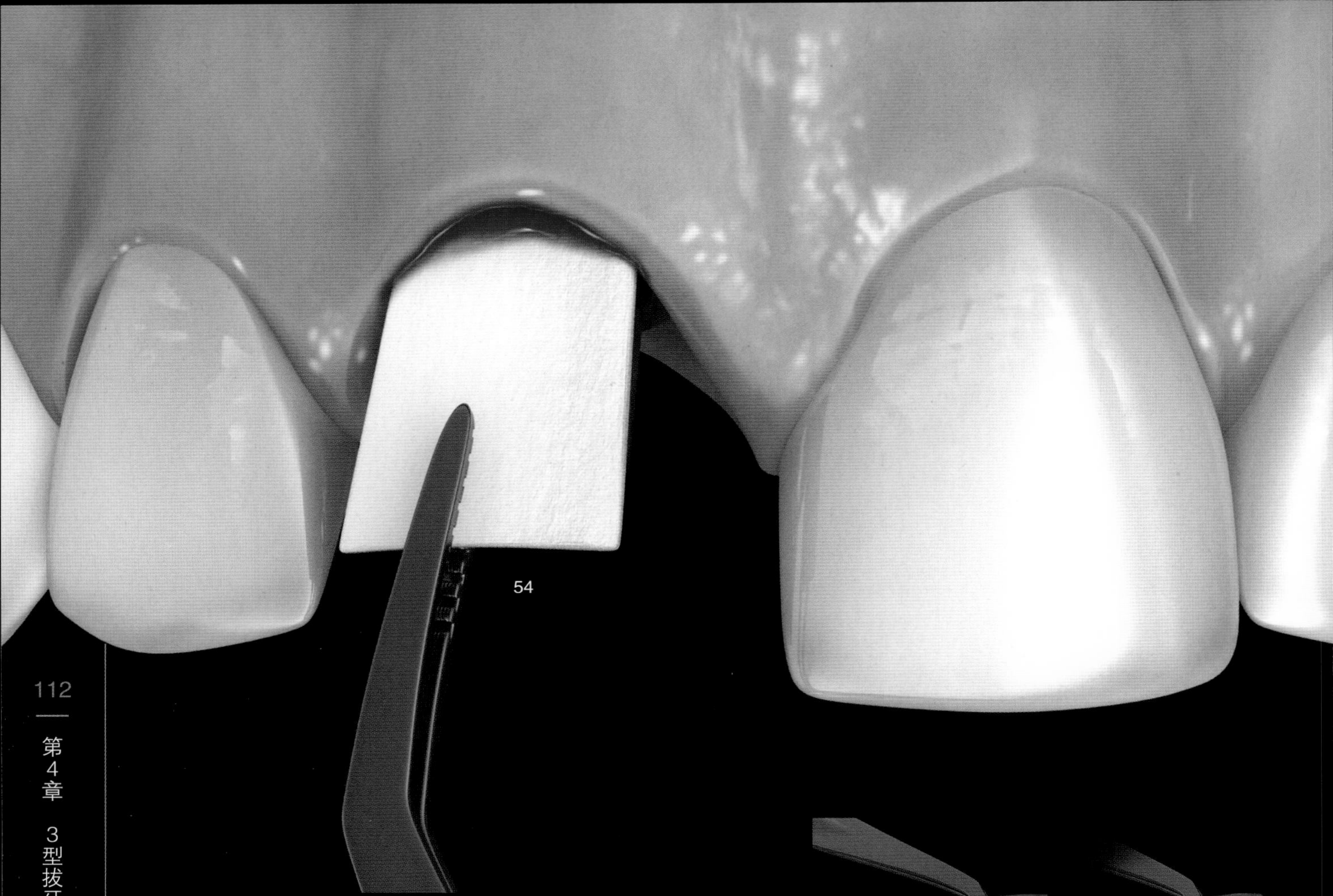

54

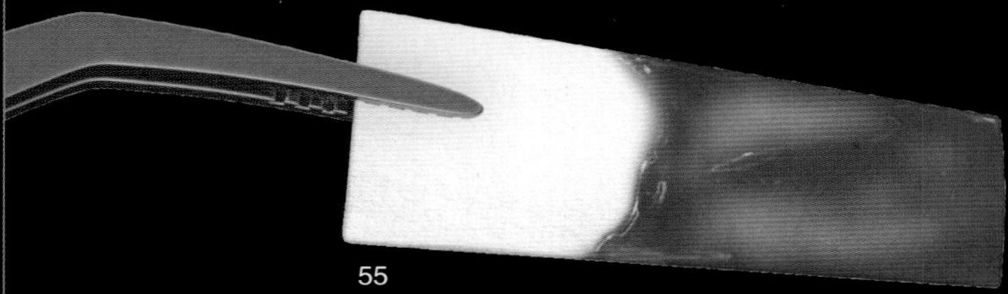

55

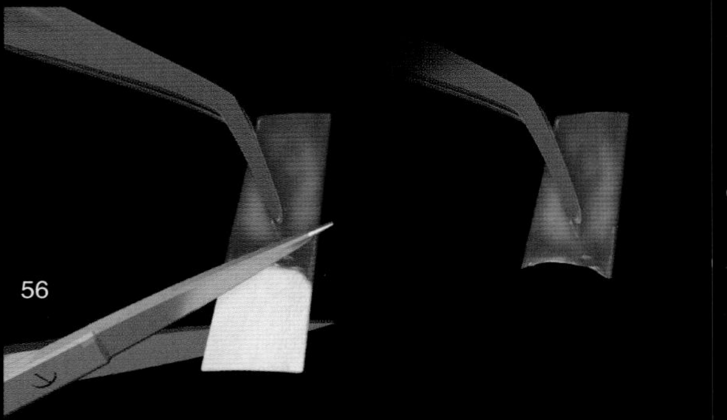

56

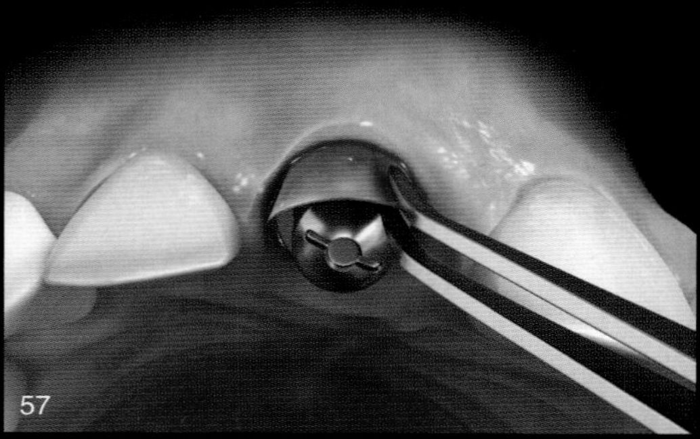

57

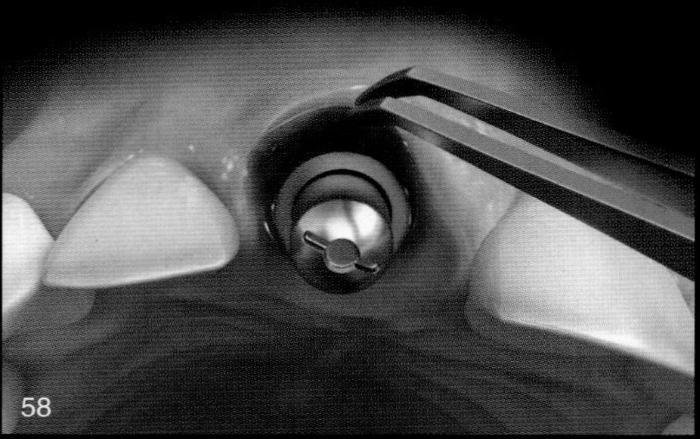

58

　　接下来，卸下临时修复体，安装小直径的愈合基台。将交联胶原膜修形，放置在种植体唇侧（图54～图57）。参考第3章（2型拔牙窝的处理）所述，膜需修整至游离龈边缘（图58），以重建唇侧缺

失的骨板。之后将小颗粒的同种异体矿化松质骨填充至种植体与胶原膜之间（图59，图60）。愈合基台的作用是防止骨粉颗粒进入种植体内部而影响临时修复体的就位（图61）。

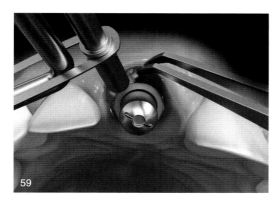

59

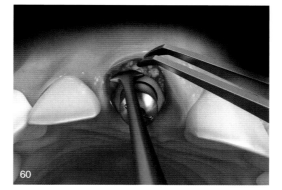

60

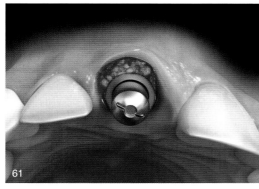

61

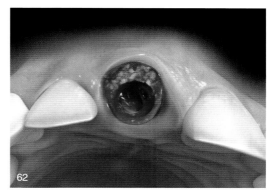

62

修复性拔牙窝封闭

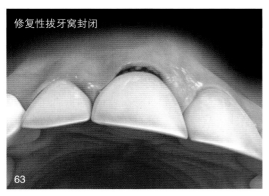

63

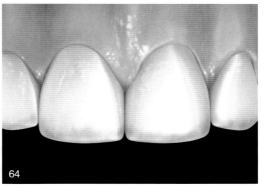

64

应用第2章所述的修复性拔牙窝封闭理念，待植入的骨颗粒凝聚后，取下愈合基台，重新安装临时修复体（图62~图64）。经过8个月的愈合期，进行终印模制取，并制作安装最终修复体（图65）。本病例的治疗过程仅实施一次手术，且达到了预期效果。第7章（病例9）中将详细介绍该病例的治疗方案及治疗过程。

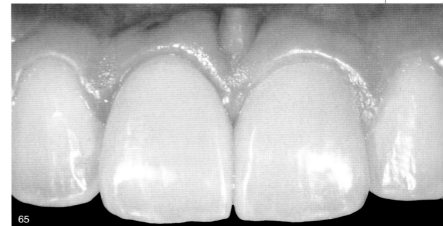

65

要点总结

对于3型拔牙窝，应用即拔即种方案和临时修复体封闭，可以实现预期的美学效果。其诊断的要点及成功的关键如下：

- 患牙存在唇向错位，腭侧软组织高度正常。
- 不翻瓣微创拔牙。
- 种植体偏腭侧植入。
- 拔牙窝双区管理技术。
- 临时修复体无咬合接触。
- 4～6个月的组织愈合期。

参考文献

[1] Weisgold AS. Contours of the full crown restoration. Alpha Omegan 1977;70:77–89.

[2] Su H, Gonzalez-Martin O, Weisgold AS, Lee EA. Considerations of implant abutment and crown contour: Critical contour and sub-critical. Int J Periodontics Restorative Dent 2010;30: 335–343.

[3] Steigmann M, Monje A, Chan HL, Wang HL. Emergence profile design based on implant position in the esthetic zone. Int J Periodontics Restorative Dent 2014;34:559–563.

[4] Chu SJ, Kan JYK, Lee EA, et al. Restorative emergence profile for single tooth implants in healthy periodontal patients: Clinical guidelines and decision-making strategies. Int J Periodontics Restorative Dent (in press).

[5] Chu SJ, Hochman MN, Tan-Chu JH, Mieleszko AJ, Tarnow DP. A novel prosthetic device and method for guided tissue preservation of immediate post-extraction socket implants. Int J Periodontics Restorative Dent 2014;34(suppl 3):S9–S17.

[6] Gallucci GO, Grutter L, Nedir R, Bischof M, Belser UC. Esthetic outcomes with porcelain-fused-to-ceramic and all-ceramic single-implant crowns: A randomized clinical trial. Clin Oral Implants Res 2011;22:62–69.

[7] Ishikawa-Nagai S, DaSilva JD, Weber HP, Park SE. Optical phenomenon of peri-implant soft tissue. Part II. Preferred implant neck color to improve soft tissue esthetics. Clin Oral Implants Res 2007;18:575–580.

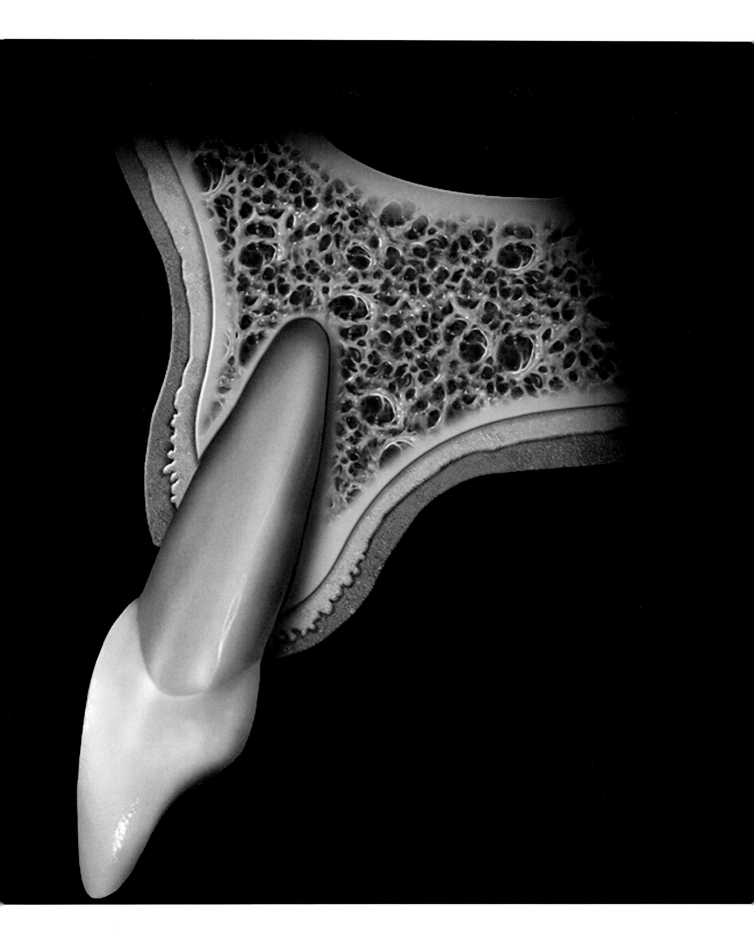

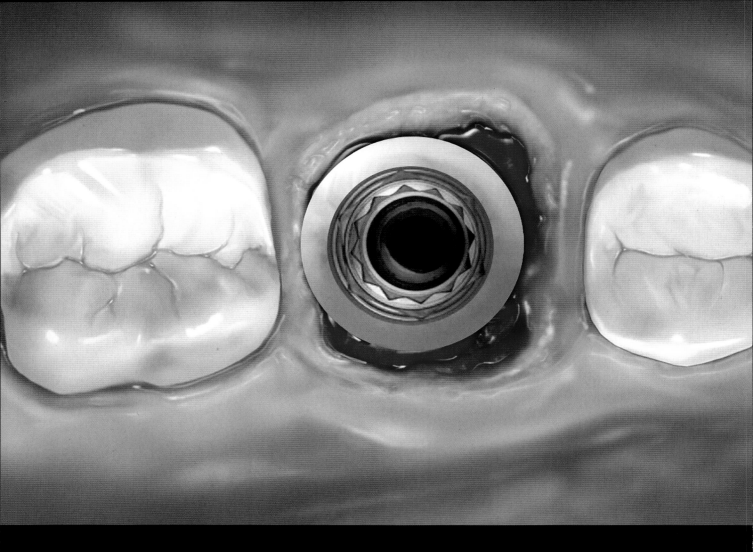

本章主旨

- 多根牙拔除
- 磨牙拔牙窝内种植体植入
- 其他磨牙区即刻种植方案
- 临床病例
- 磨牙区延期种植

第5章

后牙的临床处理方案
Clinical Management of Posterior Teeth

Richard B. Smith, DDS / Dennis P. Tarnow, DDS

后牙为多根牙，其拔牙窝，尤其是磨牙的拔牙窝，与前牙相比临床情况较为复杂。解剖因素，例如上颌窦、下牙槽神经、骨密度不足、拔牙窝范围大等，也为磨牙即刻种植增加了难度。尽管如此，磨牙拔牙窝的即刻种植与常规延期种植的成功率无显著差异，仍可以作为常规治疗方案的选择[1-7]。除预期可以获得良好的外科和修复效果外，即刻种植仅需一次手术，可以缩短治疗时间，提升治疗效率。

不翻瓣的情况下微创拔除患牙和种植体的初期稳定性，是磨牙区即刻种植成功的关键[8]。磨牙区行即刻种植的一个优势是，可以有效地维持牙槽嵴软硬组织的轮廓，特别是使用超大直径（>6mm）的种植体配合个性化愈合基台或临时修复体的情况下[9]（图1，图2）。在正确的治疗理念指导下合理地植入种植体，会获得理想的临床效果。牙根与牙冠的解剖外形可以得到理想的恢复，消除或减少颊舌向、近远中向的食物嵌塞。不过需要注意的是，

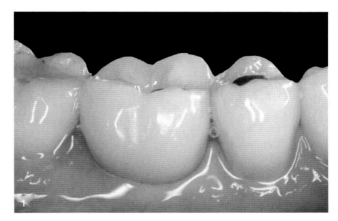

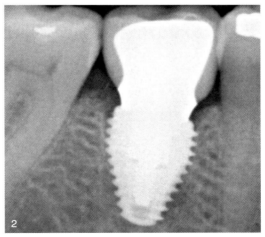

图1和图2 下颌右侧第一磨牙区即刻植入一颗超大直径（8mm）种植体。宽的修复平台可以减小外展隙，再通过修复体尽可能恢复类似天然牙的外形轮廓。

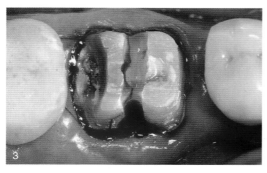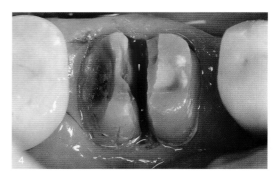

图3和图4　将下颌左侧第一磨牙分根，分成近中和远中两部分后微创拔除，保留牙根间隔。

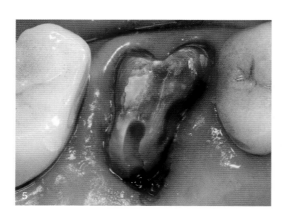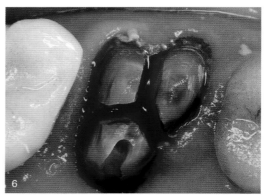

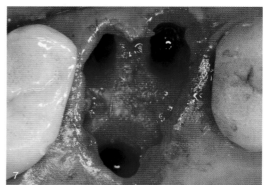

与单根前牙不同，磨牙区行即刻种植，诊断、拔牙、修复的诸多环节都有其特殊性。

多根牙拔除

　　当后牙区拟行拔牙后即刻种植时，要在不翻瓣的情况下微创拔除患牙，尽可能保留牙根间隔。

　　拔牙的基本方法是将多根牙分割为独立的单根，然后将每个单独的牙根挺松、脱位、拔除。下颌磨牙一般沿颊舌向分根，分为近中和远中两部分，将牙冠部分缩小后，顺着牙根的解剖外形，从牙根间隔部分使用牙挺轻巧地挺松牙根并使其脱位（图3，图4）。上颌磨牙按牙根的分

图5～图7　上颌右侧第一磨牙分根，成为3个独立的部分后微创拔除，保留牙根间隔。

布分割为3个部分，将牙冠缩小后，沿着牙根的轮廓挺松牙根并拔除，注意避免发生根折（图5～图7）。上颌第一前磨牙也可能为双根，沿近远中向分根，分为颊

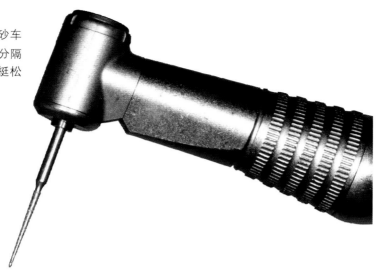

图8 可使用细长的锥形金刚砂车针（Brasseler #859L），在已分隔的牙根周围开辟间隙，以微创挺松患牙。

和舌两部分后分别拔除。

在上述过程中，首先使用Nabers探针仔细判断分叉的位置，然后用高速涡轮机安装细长的金刚砂车针，从根分叉位置精确地分离牙根。在拔牙之前，建议进行影像学检查以确认牙根被准确而充分地分割。可以使用细长的锥形金刚砂车针（图8）在每个单独的牙根周围开辟间隙，以便于牙挺揳入。需要注意的是，避免使用车针打磨牙根颊侧，以保持颊侧骨板的完整性。患牙牙根拔除后，在预备种植窝洞之前，需要彻底清理并冲洗拔牙窝。

磨牙拔牙窝内种植体植入

种植体的初期稳定性是即刻种植成功的关键因素。在前牙区，一般将种植体植入超过拔牙窝根尖3mm的骨内来获得初期稳定性[10]。但在磨牙区，由于下颌神经管或上颌窦的影响，很多情况下无法将种植体植入拔牙窝根尖区的骨内。因此磨牙区，拔牙窝的形态是即刻种植的重

要影响因素。有研究证实，将直径6mm的种植体即刻植入到磨牙拔牙窝中，当初期稳定性仅有15Ncm时，种植体存留率为86%[11]。如果使用更大直径的种植体，例如7mm、8mm或9mm时，能够获得更高的初期稳定性，种植体存留率可达96%[12]。

如前所述，磨牙是典型的多根牙，在拔除前需先分根，拔除时尽量保留拔牙窝内的牙根间隔，以利于种植体获得较好的初期稳定性。第二磨牙，尤其是下颌第二磨牙，通常会有牙根融合的情况，这种情况下，牙齿拔除后拔牙窝内缺少牙根间隔，为保证种植体获得足够的初期稳定性，需要选用大直径或超大直径的种植体，使种植体能够与拔牙窝周围骨壁啮合。因为拔牙窝是否存在牙根间隔、拔牙窝洞壁的形态等，与拟植入种植体的初期稳定性密切相关，因此在很大程度上决定了种植体的植入方案。根据对种植体植入的影响，Smith/Tarnow将磨牙拔牙窝进行了分类[13]。

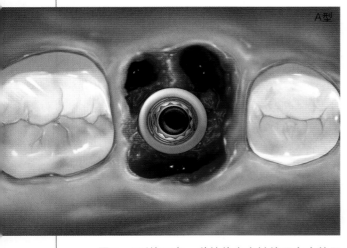 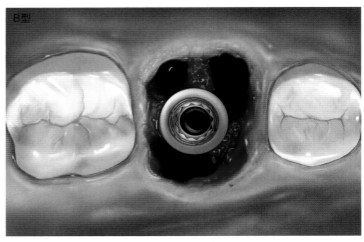

图9 A型拔牙窝：种植体完全被拔牙窝内的牙根间隔包裹。通常选择直径不超过5mm的种植体。

图10 B型拔牙窝：拔牙窝内的牙根间隔不能完全包裹种植体，但可以发挥稳定种植体的作用。因种植体表面要与一个或多个牙根的拔牙窝的外侧洞壁接触，拔牙窝的外壁必须完整，以使种植体获得骨结合。拔牙窝内不需要填充植骨材料。

A型拔牙窝

拔牙窝内的牙根间隔骨量充足，能够包绕种植体，并提供良好的初期稳定性（图9）。在这种情况下，需要选择较小直径的种植体，例如4.0mm、4.6mm或5.0mm，以保留牙根间隔。牙根间隔起始于根分叉下方，距釉牙骨质界为3～4mm[14]。因此，利用牙根间隔顶部作为种植体植入深度的参考标志，可使种植体位于颊侧牙槽嵴边缘下方3～4mm，这个深度刚好利于修复体获得理想的穿龈轮廓。

B型拔牙窝

拔牙窝内的牙根间隔不能完全包绕种植体，但可以发挥稳定种植体的作用。这种情况下种植体部分暴露于拔牙窝内（图10），为保证种植体的全部表面都发生骨结合，拔牙窝的外壁必须是完整的。种植体与拔牙窝外壁间存在间隙，该间隙内不需要植骨，与拔牙窝的自然愈合过程一样。在不被干扰的前提下，这个间隙内将被血凝块填充，种植体周围会逐步形成骨结合[15]。在拔牙和种植体植入过程中，如果未翻瓣，则不需要使用软组织或屏障膜封闭创口，仅安装成品或个性化愈合基台或无咬合接触的临时修复体即可。如果基于美学需求或患者个人要求，要保留牙槽嵴的高度和结构，可以在种植体周围间隙内植骨。

C型拔牙窝

拔牙窝内的无牙根间隔或牙根间隔很少的情况下，种植体需要啮合到拔牙窝洞壁才能获得初期稳定性（图11），此时需要选择更大直径的种植体，例如6mm、7mm、8mm或9mm。磨牙拔牙窝的颊侧骨壁比前牙拔牙窝的唇侧骨壁厚[16]，因此发生骨吸收、软组织退缩或种

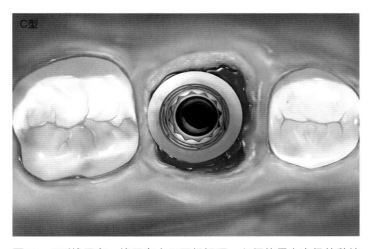

图11 C型拔牙窝：拔牙窝内无牙根间隔，必须使用大直径的种植体与拔牙窝洞壁啮合才能获得初期稳定性。

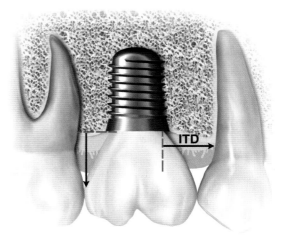

图12 从种植体–基台连接处到邻牙牙根的水平距离称为种植体–牙间距（Implant–tooth distance，ITD）。

植体稳定性不良等情况的概率较小。

有些情况下，B型拔牙窝内的牙根间隔不足以包裹种植体，种植体植入过程中牙根间隔可能被完全去掉，从而变为C型拔牙窝，此时也需使用更大直径的种植体使其与拔牙窝洞壁啮合。

多数情况下，较大直径的种植体，基台水平的直径更接近原来天然牙的直径，更容易恢复修复体在颊舌向的外形轮廓，并缩小与邻牙间的外展隙，从而降低发生美学问题或食物嵌塞的可能性，因此更适用于磨牙拔牙窝内的即刻种植。不过需要注意的是，基于拔牙窝不同的解剖特点，并不是所有病例均适合选择大直径（>6mm）的种植体。例如，对于A型拔牙窝，如果其颊侧骨壁很薄或缺失，最好选用较小直径的种植体植入在牙根间隔内，以确保种植体各个表面均能发生骨结合。对于B型和C型拔牙窝，如果有一个壁很薄或已缺失，建议采用延期

种植的方案，并根据实际情况确定是否需要实施拔牙位点保存。

Smith等最近一项尚未发表的研究发现，与磨牙区种植修复相邻的天然牙有较高的龋病发生率[17]。该回顾性研究对300颗磨牙种植体进行放射线检查，研究结果显示，种植修复的邻牙龋病发生率与种植体到邻牙牙根的水平距离直接相关。作者将种植体–基台连接处到邻牙牙根的水平距离命名为种植体–牙间距（Implant–Tooth Distance，ITD）（图12）。研究发现，4mm是ITD的分界值，ITD超过4mm的病例，其种植修复的邻牙龋病发生率显著增高（图13）。

上述研究结果对于临床中选择种植体以及确定植入方案具有重要指导意义。在磨牙缺牙区，双侧邻牙在牙槽嵴顶的距离通常大于12mm，甚至大于14mm。如果选择直径6mm的种植体，即使植入位置很理想，其两侧的ITD至少为3mm，很多

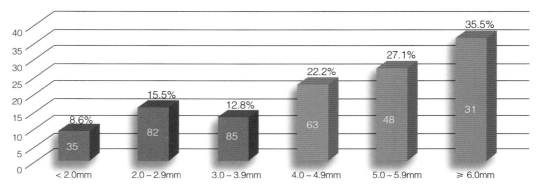

图13 不同ITD种植修复的邻牙龋病发生率。

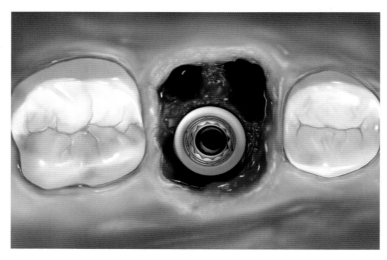

图14 植入上颌磨牙腭根拔牙窝的种植体。

情况下ITD会大于4mm。如果能够选择更大直径的种植体，则能有效减小ITD，从而降低邻牙龋病的发生率，也能够减少因修复体颊舌径不足及外展隙过大导致的美学问题，并降低食物嵌塞的发生。

其他磨牙区即刻种植方案

有些病例可以将种植体植入多根牙拔牙窝其中的一个窝内。此时，牙根间隔可以发挥稳定种植体的作用，这种情况类似于B型拔牙窝的种植体植入。

在上颌，如果患牙是牙弓最远端的牙，且其颊侧骨板被破坏，此时可以将种植体植入其腭根的拔牙窝内（图14）。需要注意的是，对于很多患者来说，上颌磨牙的腭根非常靠近上颌窦[18]。此外，将种植体植入腭根的拔牙窝内，其角度可能不理想，导致中央螺丝通道的开孔难以刚好位于修复体的中央窝，从而可能形成带有悬臂的修复体轮廓，易于发生食物嵌塞。此外，腭根拔牙窝内植入的种植体，其修复体的颊面相对于邻牙偏腭侧，大笑时可能暴露美学缺陷。

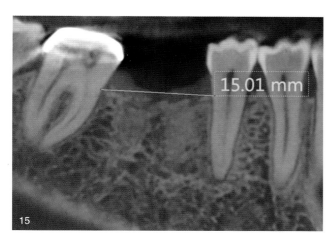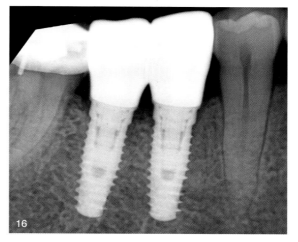

图15和图16 下颌右侧第一磨牙拔除后，其前后邻牙牙根之间近远中距离为15.01mm。由于缺牙区牙槽嵴的颊舌径较窄，无法植入较大直径的种植体。为减少ITD对于邻牙的影响，本例植入了两颗直径4.1mm的种植体，行联冠修复以模拟磨牙的外形。联冠之间留有外展隙，留出清洁通道。

在下颌，有些情况下建议将种植体植入磨牙近远中根拔牙窝中的一个。对于最远端磨牙，拔除后一般建议将种植体植入其近中根的拔牙窝，以减少种植体与近中天然牙之间的ITD。此外，磨牙拔除后如果其近远中间隙过大，即使植入大直径的种植体，也无法满足与一侧邻牙或两侧邻牙的ITD小于4mm，此时，建议植入两颗种植体，使每颗种植体与邻牙之间的ITD在理想的范围内，以降低邻牙邻面的龋病发生率。修复可设计为两颗前磨牙牙冠的外形，或者模拟一颗磨牙的外形，需要注意联冠之间要留有外展隙，作为清洁通道（图15，图16）[19]。如果在磨牙区种植预期其ITD大于4mm，应告知患者其邻牙患龋的可能性会增加，需注意清洁，可对邻牙邻面进行氟化物处理，以降低其患龋

风险。

有研究建议在患牙拔除前先初步预备种植窝，具体方法是先将牙冠拔除，之后用先锋钻从牙根中央顺着牙根的方向进行预备，并穿通牙根[20]。这种方案假定了拔牙窝中心是最佳的种植位置，但是，如前所述，有些情况下为了获得更好的初期稳定性，减少与邻牙的ITD，或者避免损伤颊侧骨壁，需要将种植体植入略偏离拔牙窝中心[20]。沿着牙根预备种植窝会导致窝洞内存留较多牙齿碎片，而这些碎片较难清除干净，容易发生残留。此外，在牙根拔除前，临床医生也很难判定未来拔牙窝颊舌侧的骨壁是否存留，以及存留的高度和厚度，而拔牙窝周围骨壁的情况恰恰是决定种植体植入方案的关键。

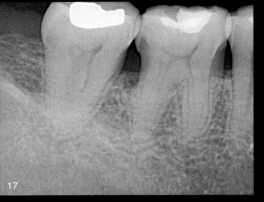

17

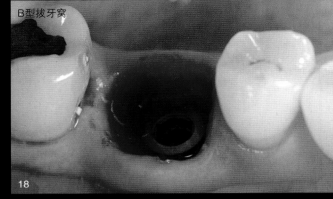

B型拔牙窝

18

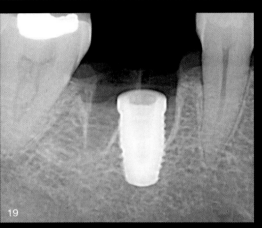

19

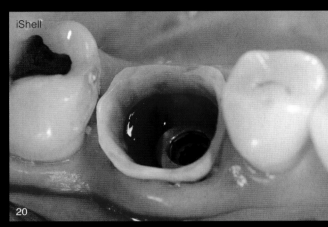

iShell

20

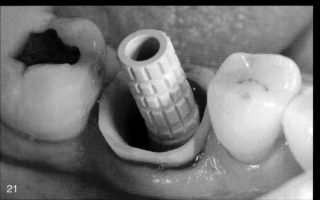

21

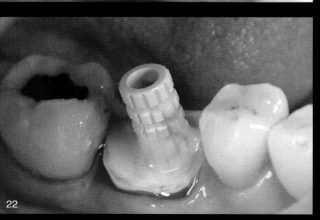

22

临床病例

　　患者，女性，55岁，下颌右侧第一磨牙牙根纵裂引发疼痛（图17）。分割为近中根和远中根后分别拔除，牙槽窝内近中根和远中根之间的牙根间隔保留。如前述的B型拔牙窝，在牙根间隔处植入直径5mm的种植体，种植体部分暴露于近中拔牙窝内（图18，图19）。使用预制的牙龈轮廓成型套筒或iShell（BioHorizons，Vulcan Custom Dental）维持种植体周围软组织的形态结构（图20）。之后将柱形的PEEK螺丝固位临时基台就位于种植体，并用丙烯酸树脂将其与牙龈轮廓成型套筒粘接，用于制作个性化愈合基台（图21，图22）。树脂聚合后，将临时基台与牙龈轮廓成型套筒从口内取出，安装在替代体上，以便于珍显（图23）。在口外将个性化愈合基台修形，去除多余树脂以及PEEK临时基台的多余部分，打磨抛光（图24）。将个性化愈合基台用高压蒸汽清洁20秒，安装在种植体上，用于支撑种植体周围软组织。本病例没有进行结缔组织移植，如有必要可以进行（图25）。

术后1周复查，软组织愈合正常，建议种植体愈合3～4个月后，将个性化愈合基台取下，制取终印模（图26～图

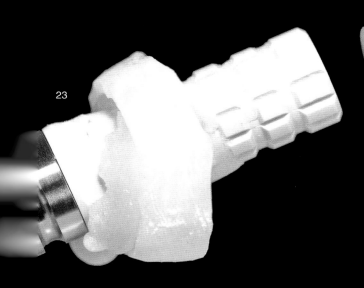

23

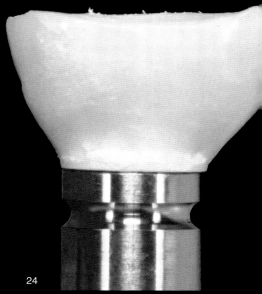

24

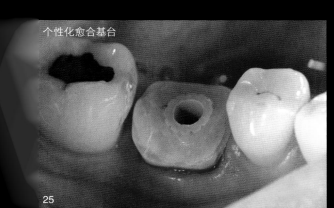

个性化愈合基台

25

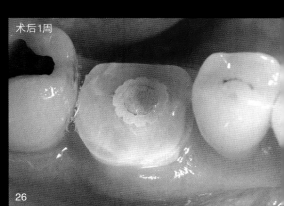

术后1周

26

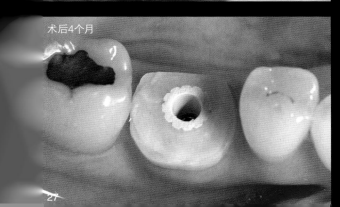

术后4个月

27

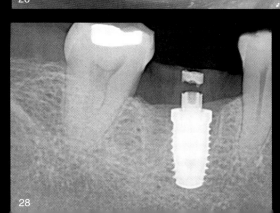

28

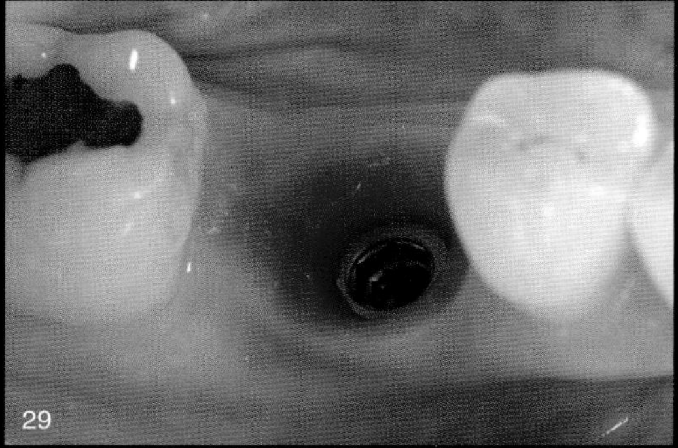

29

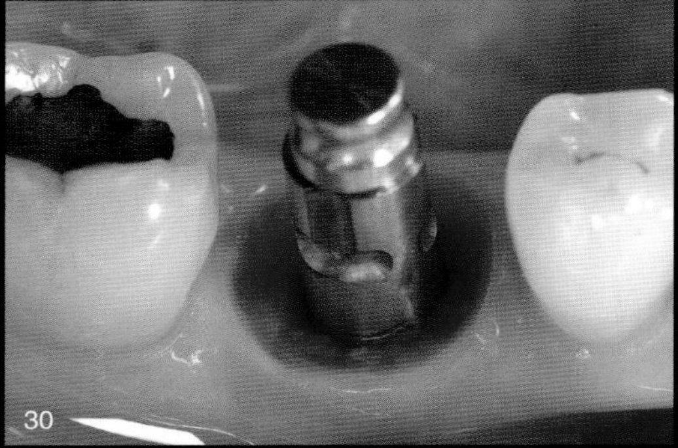

30

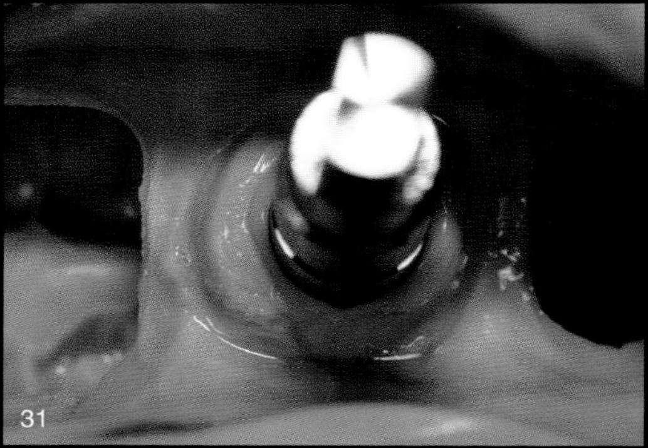

31

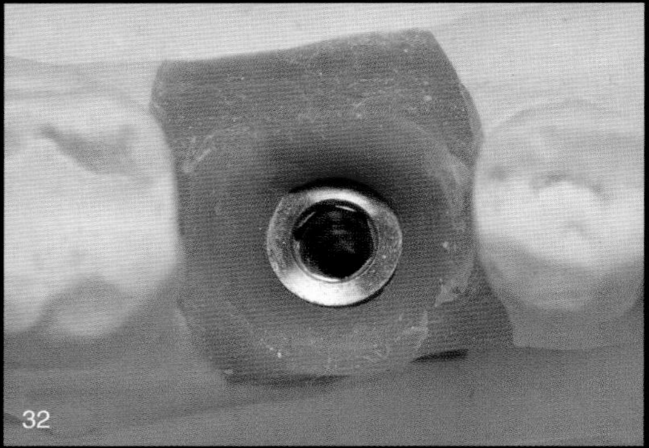

32

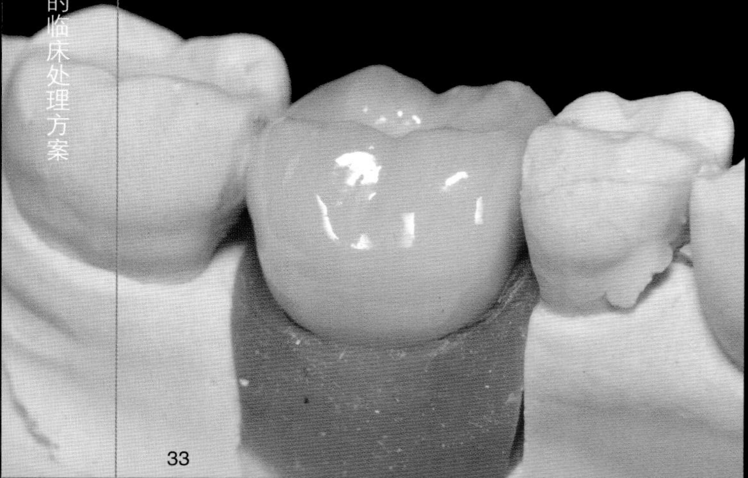

33

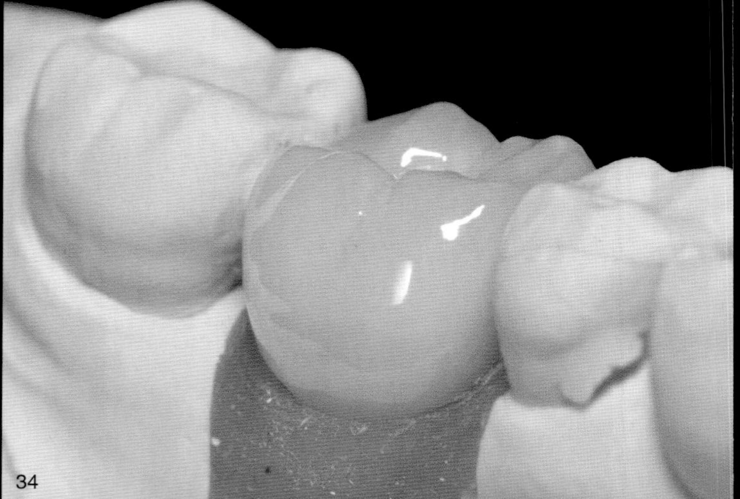

34

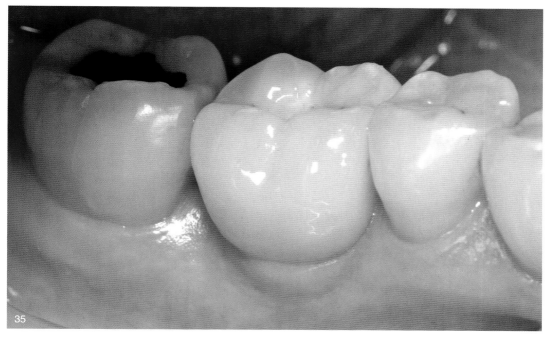

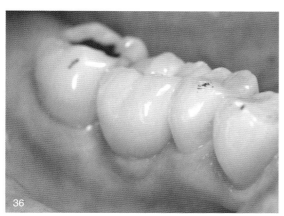

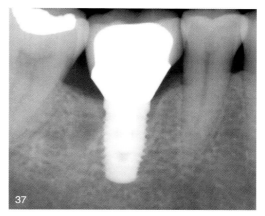

磨牙区延期种植

　　磨牙拔除后进行延期种植也是一种常规选择。选择延期种植方案时，拔牙过程同样要求不翻瓣，一般情况下也无须在拔牙窝内植骨或覆盖屏障膜。延期种植要求拔牙后至少经过3个月的愈合期才行种植体植入，根据拔牙窝的形态和大小，愈合期可能延长至6个月，以使拔牙窝内的骨组织愈合，且拔牙窝表面覆盖有成熟的软组织。拔牙窝内形成的新生骨组织要能够使植入的种植体获得足够的初期稳定性。如果拔牙过程中，发生拔牙窝骨壁缺损，可行拔牙位点保存术。拔牙位点保存术通常使用同种异体骨，屏障膜为可吸收或不可吸收均可[21]。拔牙位点保存术后，一般需6个月的愈合期才能行种植体植入。需要提醒的是，如果未经拔牙位点保存，拔牙后牙槽嵴在愈合过程中会发生颊舌向的骨改建，导致牙槽嵴变窄，从而无法植入大直径的种植体[22]。如果缺牙区牙槽嵴颊舌向宽度较小，而近远中距离过大，在植入种植体后，与邻牙间的ITD会大于4mm，此时应考虑骨增量的方案来增加牙槽嵴的颊舌向宽度，以允许植入更大直径的种植体，或者选择在缺牙区植入两颗较小直径的种植体。

要点总结

磨牙区拔牙后即刻种植是一种安全的、结果可预测的治疗方案，在牙周组织形态维持、减少诊疗次数等方面为医患双方均能带来诸多益处。在按照推荐方案实施手术的前提下，磨牙区即刻种植与延期种植的成功率无显著差异[23]。要获得理想的术后效果，需要注意以下3个方面：仔细检查拔牙窝形态；评估其解剖条件的限制；个性化愈合基台或临时修复体的使用。

参考文献

[1] Becker W, Becker BE. Replacement of maxillary and mandibular molars with single endosseous implant restorations: A retrospective study. J Prosthet Dent 1995;74:51–55.

[2] Schwartz-Arad D, Grossman Y, Chaushu G. The clinical effectiveness of implants placed immediately into fresh extraction sites of molar teeth. J Periodontol 2000;71:839–844.

[3] Atieh MA, Payne AG, Duncan WJ, de Silva RK, Cullinan MP. Immediate placement or immediate restoration/loading of single implants for molar tooth replacement: A systematic review and meta-analysis. Int J Oral Maxillofac Implants 2010;25:401–415.

[4] Fugazzatto PA. Implant placement at the time of maxillary molar extraction: Treatment protocols and report of results. J Periodontol 2008;79:216–223.

[5] Fugazzatto PA. Implant placement at the time of mandibular molar extraction: Description of technique and preliminary results of 341 cases. J Periodontol 2008;79:737–747.

[6] Cafiero C, Annibali S, Gherlone E, et al. Immediate transmucosal implant placement in molar extraction sites: A 12-month prospective multicenter cohort study. Clin Oral Implants Res 2008;19:476–482.

[7] Ketabi M, Deporter D, Atenafu EG. A systematic review of outcomes following immediate molar implant placement based on recently published studies. Clin Implant Dent Relat Res 2016;18:1084–1094.

[8] Walker LR, Morris GA, Novotny PJ. Implant insertional torque values predict outcomes. J Oral Maxillofac Surg 2011;69:1344–1349.

[9] Crespi R, Caparré P, Crespi G, Gastaldi G, Romanos G, Gherlone E. Tissue remodeling in immediate versus delayed prosthetic restoration in fresh socket implants in the esthetic zone: Four-year follow up. Int J Periodontics Restorative Dent 2018;38(suppl):S97–S103.

[10] Schwartz-Arad D, Chaushu G. The ways and wherefores of immediate placement of implants into fresh extraxtion sockets: A literature review. J Periodontol 1997;68:915–932.

[11] Walker LR, Morris GA, Novotny PJ. Implant insertional torque values predict outcomes. J Oral Maxillofac Surg 2011;69:1344–1349.

[12] Vandeweghe S, Ackermann A, Bronner J, Hattingh A, Tschakaloff A, De Bruyn H. A retrospective, multicenter study on a novo wide-body implant for posterior regions. Clin Implant Dent Relat Res 2012;14:281–292.

[13] Smith RB, Tarnow DP. Classification of molar extraction sites for immediate dental implant placement. Int J Oral Maxillofac Surg 2013;28:911–916.

[14] Kerns DG, Greenwell H, Wittwer JW, et al. Root trunk dimensions of 5 different tooth types. Int J Periodontics Restorative Dent 1999;19:82–91.

[15] Tarnow DP, Chu SJ. Human histologic verification of osseointegration of an immediate implant placed into a fresh extraction socket with excessive gap distance without primary flap closure, graft, or membrane: A case report. Int J Periodontics Restorative Dent 2011;31:515–521.

[16] Katranji A, Misch K, Wang HL. Cortical bone thickness in dentate and edentulous human cadavers. J Periodontol 2007;78:874–878.

[17] Smith RB, Rawdin S, Kagan V. The influence of implant-tooth proximity on decay rates of teeth adjacent to implants in molar sites: A retrospective radiographic analysis of 300 consecutive implants. Compend Contin Educ Dent (in press).

[18] Jung YH, Cho BH. Assessment of the relationship between the maxillary molars and adjacent structures using cone beam computed tomography. Imaging Sci Dent 2012;42:219–224.

[19] Mazor Z, Lorean A, Mijiritsky E, Levin L. Replacement of a molar with 2 narrow-diameter dental implants. Implant Dent 2012;21:36–38.

[20] Rebele S, Zuhr O, Hurzeler M. Pre-extractive interradicular implant bed preparation: Case presentations of a novel approach to immediate

placement at multirooted molar sites. Int J Periodontics Restorative Dent 2013;33:89–96.

[21] Avila-Ortiz G, Elangovan S, Kramer KWO, Blanchette D, Dawson DV. Effect of ridge preservation after tooth extraction: A systematic review. J Dent Res 2014;93:950–958.

[22] Araújo MG, Sukekava F, Wennström JL, Lindhe J. Ridge alterations following implant placement in fresh extraction sockets: An experimental study in the dog. J Clin Periodontol 2005; 32:645–652.

[23] Smith R, Tarnow D, Sarnachiaro G. Immediate placement of dental implants in molar extraction sockets: An 11-year retrospective analysis. Compend Contin Educ Dent 2019;40:166–170.

129

参考文献

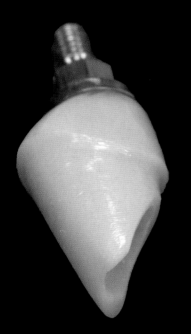
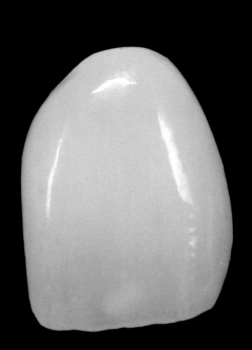
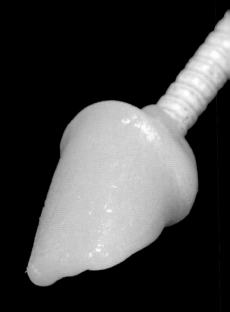

本章主旨

- 粘接方法
- 印模方法
- 并发症

第6章

种植修复相关技术
Important Considerations in
Implant Dentistry

粘接方法

　　种植体周围残余的粘接剂不仅可以导致种植体周围软组织刺激、炎症和肿胀，甚至可能引起种植体周围骨吸收[1-2]（见第2章）。如果采用粘接修复方式，必须仔细清理修复体周围残余粘接剂。10余年前，Wadhwani和Piñeyro发明了一种控制过量粘接剂的方法[3]。该方法通过制作一个粘接基台的替代物，作为粘接模型，在口外完成间接粘接，以减少进入种植体周围软组织中粘接剂的量（图1~图5）。

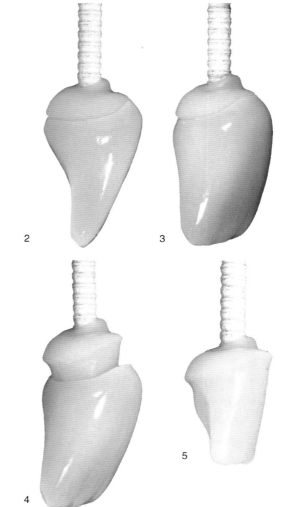

1

2

3

4

5

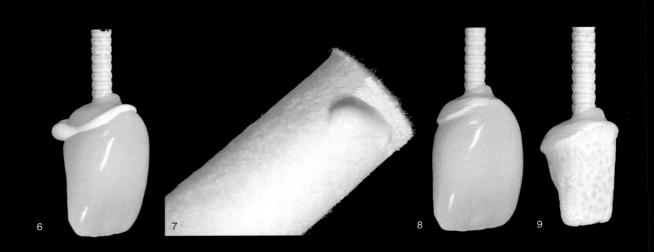

牙冠内涂布粘接剂后，在口外就位于粘接基台的替代物上，多余的粘接剂被挤出，用棉卷擦除（图6，图7）。粘接剂尚未固化时，将牙冠从替代物上取下，就位于口内的修复基台上。经过上述步骤，不会有过多的粘接剂进入种植体周围软组织，而少量的粘接剂很容易被清理干净（图8～图11）。

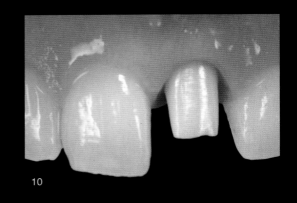

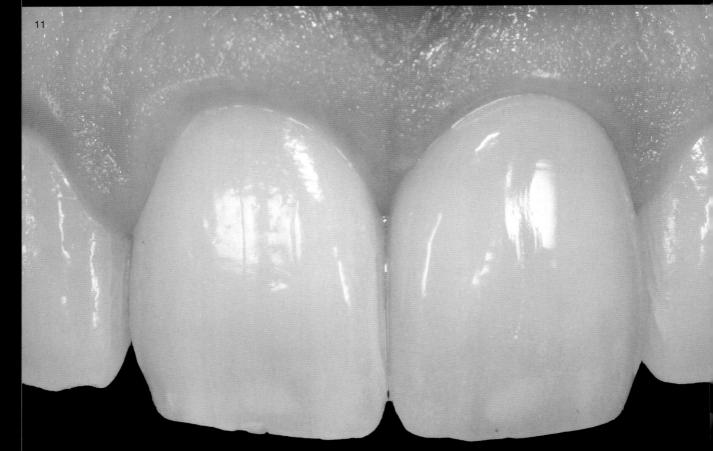

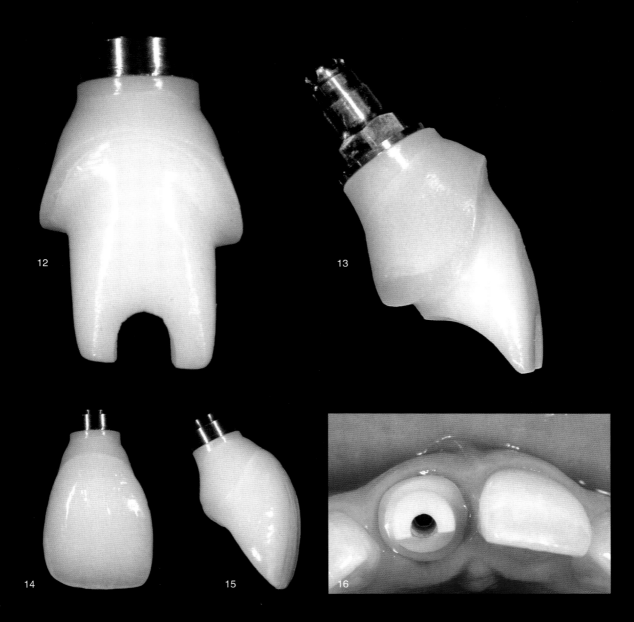

12

13

14

15

16

在美学区，种植体周围唇舌侧、近远中的软硬组织高度不一致，很多情况下需要使用个性化基台（图12~图16）。个性化基台的边缘扩展范围大，对牙龈支撑作用好，粘接剂不容易挤入其龈下部分。因此相对于成品基台，粘接剂清理较为容易。图17和图18所示病例，使用了穿龈高度1mm的成品基台，虽然也能够恢复修复体的唇面外形，但是其舌侧龈缘下方的粘接剂清理比较困难。

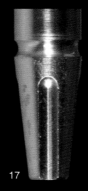

17

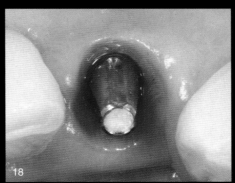

18

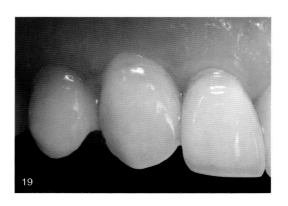

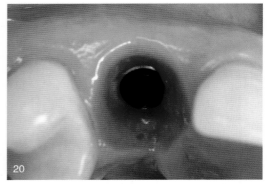

印模方法

当临时修复体从种植体卸下后，其周围的软组织失去支撑，往往会立刻发生塌陷，如何准确地记录种植体周围的软组织轮廓是值得关注的问题。传统的方法是在椅旁使用流动树脂，例如Pattern树脂（GC公司），与转移杆结合进行印模制取。临时修复体卸下后，立刻将转移杆就位，然后迅速将Pattern树脂的粉液混合后填入转移杆周围的软组织间隙内，到平齐牙龈水平，用树脂复制了种植体周围的软组织轮廓（图19~图22）。图23所示病例，这种方法获取的软组织外形边缘是锐利的，说明此时软组织轮廓还没有发生明显塌陷。

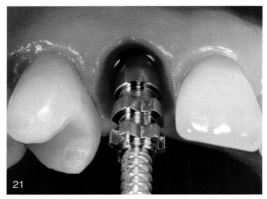

需要注意的是，Pattern树脂应只局限在种植体周围软组织间隙内，避免流入到邻牙的邻面倒凹内，否则可能会导致转移杆卡住，无法脱位。特别是使用开窗式印模法时，印模会无法从口内顺利取出。开窗式印模相对于非开窗式印模的准确性更好，是更为理想的印模方法。

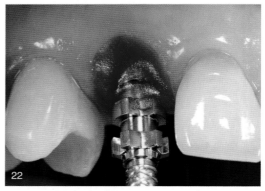

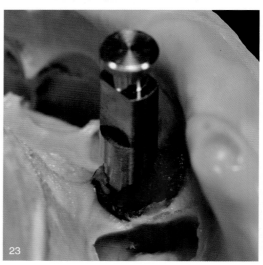

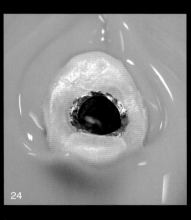
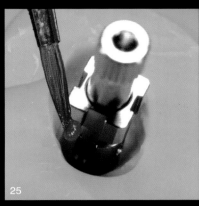
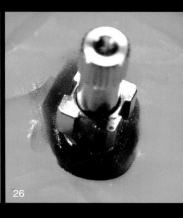

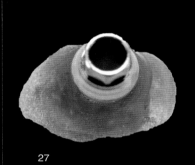
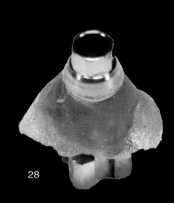
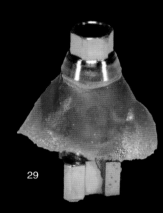

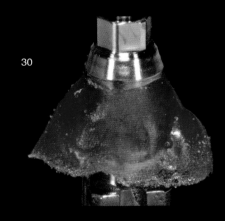
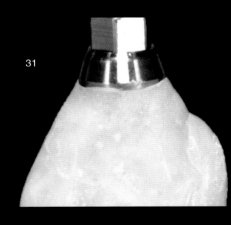

目前常用口外制作个性化转移杆的方法，用于复制临时修复体的龈下轮廓。步骤如下：将临时修复体安装在种植体替代体上，然后用印模材料将替代体与临时修复体包埋（图24~图26），注意印模材料应包埋至临时修复体的龈缘水平；从印模内的替代体上卸下临时修复体，将转移杆安装在替代体上；在转移杆与印模材料的间隙内注入流动树脂，达到原临时修复体的龈缘高度，即完成个性化转移杆的制作。该方法是一种口外操作的间接法，可以准确复制临时修复体龈下部分的外形轮廓（图27~图31）。

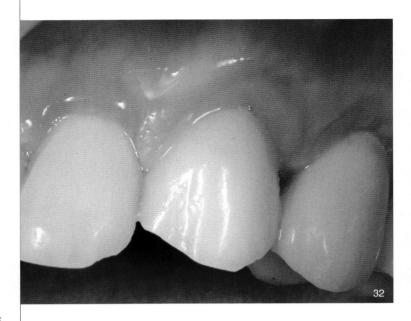

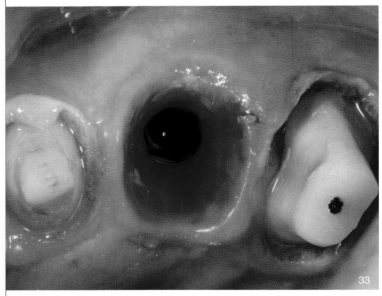

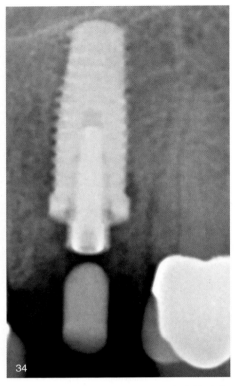

咬合力过大导致种植修复失败。

并发症

咬合过载

种植体植入后6～8周的期间内避免临时修复体承受过大咬合力，是种植体成功骨结合的关键因素之一。尽管修复后医生会反复叮嘱患者不要使用临时修复体切咬或咀嚼食物，但患者的咬合和咀嚼习惯并不容易纠正或控制，此时，临时修复体就成了破坏种植体骨结合的"武器"。此外，患者也可能有紧咬牙或磨牙症等问题。图32所示病例，患者未遵医嘱使用上颌右侧尖牙咬物，且有磨牙症病史，从而导致临时修复体脱落，且种植体未形成骨结合，最终种植失败（图33，图34）。

用三维扫描仪进行口内扫描也可以用于印模制取，并记录种植体周围软组织形态。将口内扫描获取的三维模型传送到技工室，打印光固化树脂模型，用于后续修复体的设计制作。口内扫描的方法可以有效解决传统印模方法的很多缺点，例如引起患者咽反射等，目前，口内扫描制取印模的方法已逐步替代传统的印模方法。

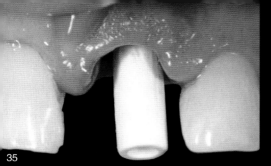

35

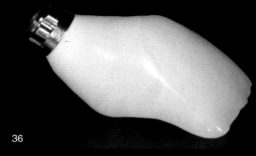

36

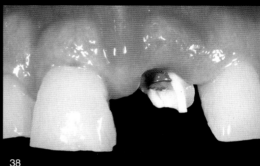

38

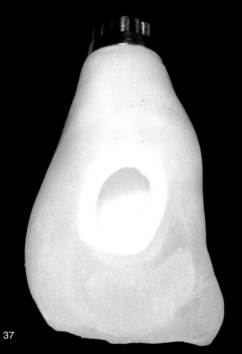

37

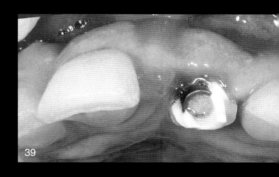

39

图35～图39 折裂的PMMA临时修复基台。

临时修复体损坏

　　临时修复体的材料选择非常重要。由于种植体周围残余粘接剂会导致炎症发生，影响种植体骨结合，因此即刻修复的临时修复体一般采用螺丝固位的方式。临床中可选择的螺丝固位临时基台有多种材料，例如聚甲基丙烯酸甲酯（PMMA）、聚碳酸酯、聚醚醚酮（PEEK）或金属（钛）等。其中，PEEK和钛临时基台相对于PMMA或聚碳酸酯材料的强度好。图35~图39所示的病例，初期使用了PMMA材料的临时基台，因强度不足，在种植体愈合阶段发生了断裂；后期改用钛临时基台替代PMMA临时基台，重新制作了临时修复体（图40、图41）。

40

41

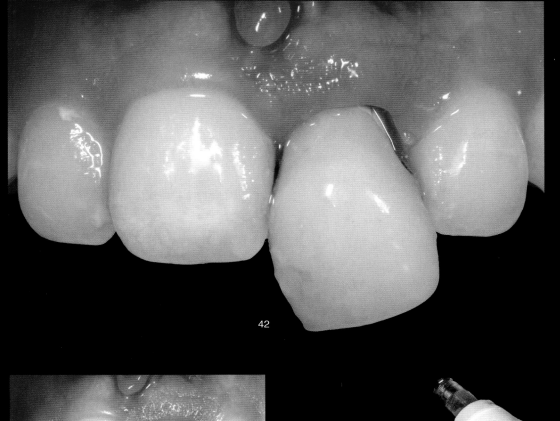

42

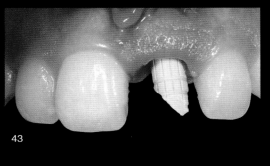

43

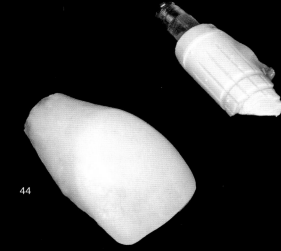

44

　　临时修复体可能出现的另一个并发症是树脂修复体从PEEK或钛临时基台上分离，因为树脂材料和PEEK或钛之间是机械嵌合，没有化学结合作用。图42～图44所示为临时修复15个月后树脂修复体与临时基台分离。应告知患者临时修复维持的时间是有一定限制的，一般建议临时修复不应该超过12个月。

参考文献

[1] Wilson TG. The positive relationship between excess cement and peri-implant disease: A prospective clinical endoscopic study. J Periodontol 2009;80:1388–1392.

[2] Sancho-Puchades M, Crameri D, Ozcan M, et al. The influence of the emergence profile on the amount of undetected cement excess after delivery of cement-retained implant reconstructions. Clin Oral Implants Res 2017;28:1515–1522.

[3] Wadhwani C, Piñeyro A. A technique for controlling the cement for an implant crown. J Prosthet Dent 2009;102:57–58.

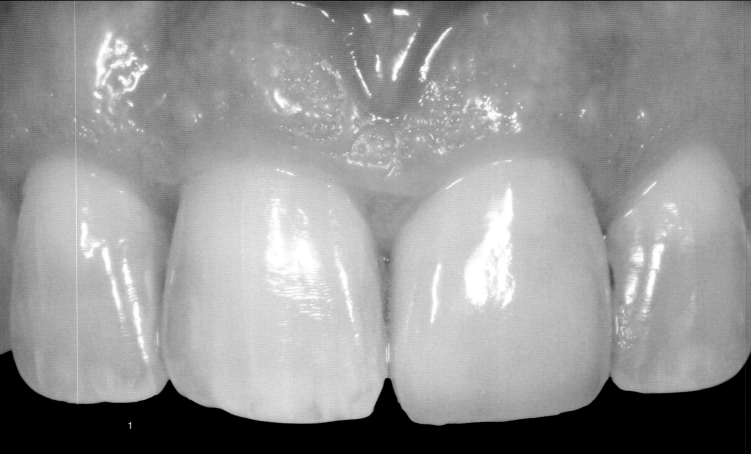

1

本章主旨

第7章

临床病例报告
Clinical Case Appendix

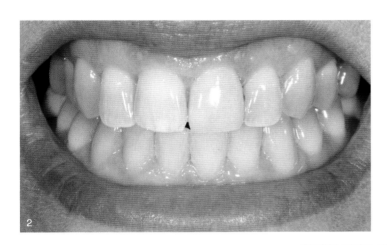

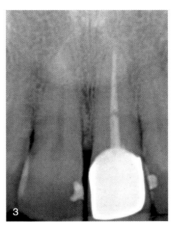

1型拔牙窝

病例1：上颌中切牙横折

患者，女性，46岁，高位笑线。上颌左侧中切牙桩核冠修复术后，牙根腭侧横向折裂，伴有腭侧肿胀，建议拔除并行同期即刻种植（图1~图3）。拔除患牙前，制取藻酸盐印模，在印模内，利用自凝树脂，采用粉液涂布的方法，制作树脂壳冠以复制原牙冠外形轮廓（图4）。自凝树脂结固后，从印模内取出树脂壳冠（图5），打磨去除游离龈边缘以外的多余部分（图6，图7）。注意树脂壳冠邻面靠近切端的部分要保持完整。

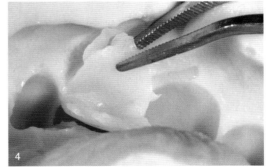

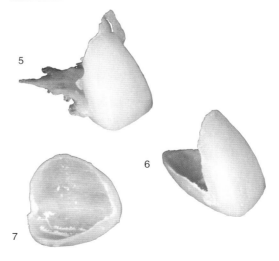

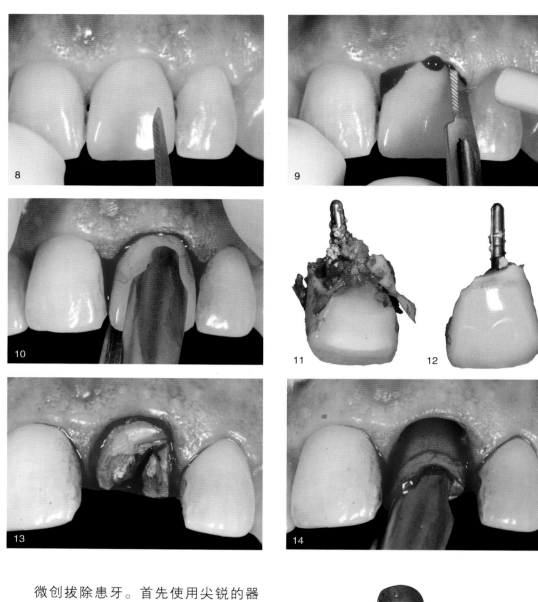

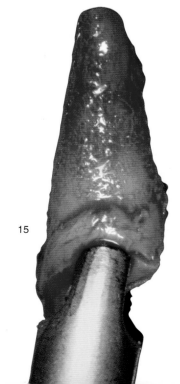

　　微创拔除患牙。首先使用尖锐的器械，分离冠周围的牙龈纤维（图8，图9）。拔除临床牙冠，注意断裂的牙根（图10~图13）。使用小喙的拔牙钳，夹住牙根将其完整拔除（图14）。在拔牙窝唇侧骨板完整的情况下，将断裂牙齿的各个部分完全拔除（图15）。

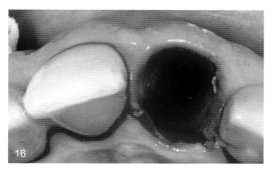

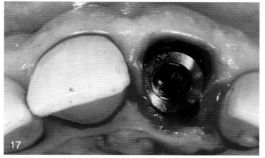

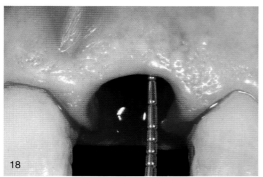

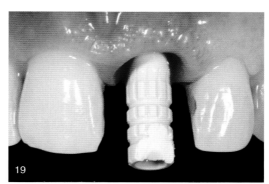

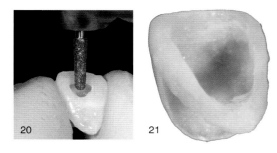

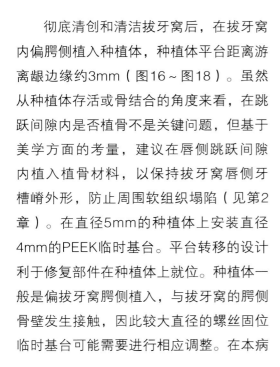

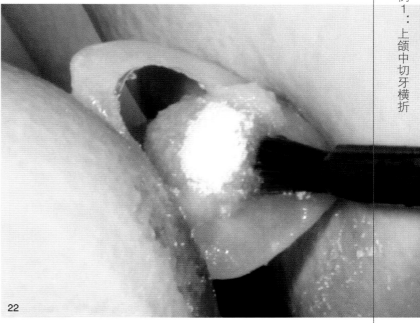

彻底清创和清洁拔牙窝后，在拔牙窝内偏腭侧植入种植体，种植体平台距离游离龈边缘约3mm（图16～图18）。虽然从种植体存活或骨结合的角度来看，在跳跃间隙内是否植骨不是关键问题，但基于美学方面的考量，建议在唇侧跳跃间隙内植入植骨材料，以保持拔牙窝唇侧牙槽嵴外形，防止周围软组织塌陷（见第2章）。在直径5mm的种植体上安装直径4mm的PEEK临时基台。平台转移的设计利于修复部件在种植体上就位。种植体一般是偏拔牙窝腭侧植入，与拔牙窝的腭侧骨壁发生接触，因此较大直径的螺丝固位临时基台可能需要进行相应调整。在本病

例中，PEEK临时基台仅唇面切端部分需要进行打磨（图19）。需要注意的是，临时基台的打磨过程需要在口外进行，避免碎屑进入种植窝，引起不良反应。

临时基台调磨完成后，对树脂壳冠进行相应调整和重衬，在临时基台上就位（图20～图22）。树脂壳冠复位于临时

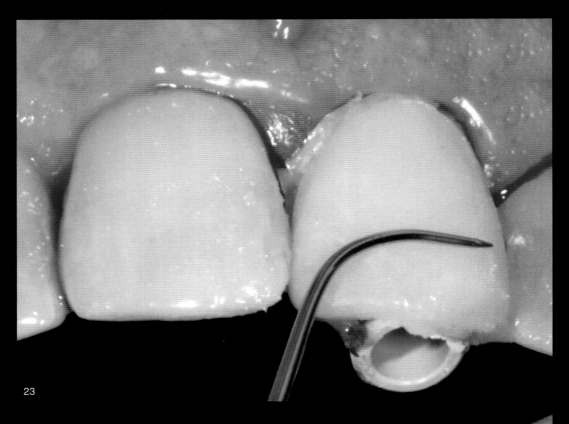

23

基台前，可在邻牙邻面涂布少量凡士林，以便于修复体从口内顺利卸下。树脂壳冠内部可涂布树脂单体，以便于重衬后与临时基台发生良好的结合。

　　本步骤中的关键环节是临时修复体与邻牙邻接关系的恢复（图23），不仅可以防止修复体发生微动，也能够预防食物嵌塞，降低植骨材料感染的风险。由于邻接关系的恢复，卸下临时修复体时需要施加一定的外力，因此种植体需要有良好的初期稳定性，以满足取戴临时修复体过程中种植体不发生移位或脱落。

　　为便于后续操作，将临时修复体安装在种植体替代体上。临时修复体的树脂外壳与临时基台要形成良好的结合。用红色铅笔标记近远中邻面接触区（图24），为后续打磨修整提供参考。如果临时修复体存在树脂孔隙或体积不足，可在口外添加树脂，之后使用直机上的金刚砂磨头和

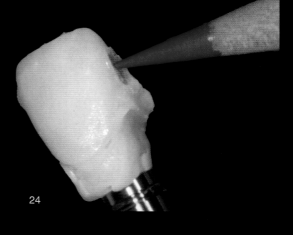

24

抛光轮，修整临时修复体的外形轮廓并进行抛光（图25～图29）。外形修整完成后，在口内进行试戴。临时修复体在龈下部分的外形轮廓非常重要，如果对于牙龈外形支持不足，在跳跃间隙内植骨之前，需要对临时修复体添加树脂，以进一步扩充其外形（图30～图33）。临时修复体如支撑不足，将会发生软组织塌陷。

　　本病例修复的是上颌中切牙，为美学

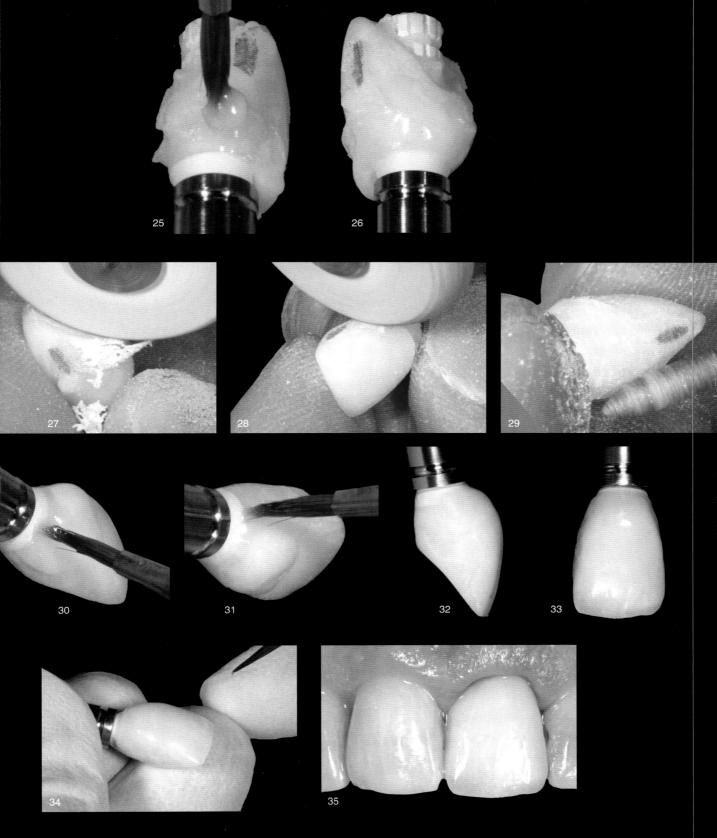

区修复，临时修复体的色彩效果也是需要考虑的问题。Minute染色剂（Taub公司）能够用于树脂材料的染色，可用来进行临时修复体龈上部分的染色（图34）。考虑染色剂可能对软硬组织愈合的影响，临时修复体的龈下部分不需要进行染色。染色完成后在临时修复体表面涂布一层釉质涂层材料，将颜色固定（图35）。

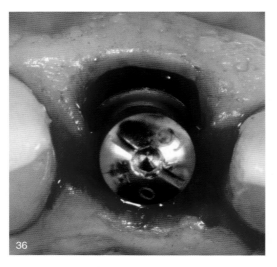

36

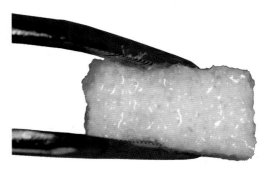

37

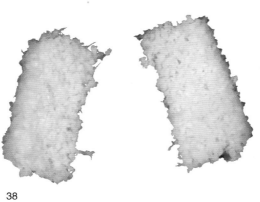

38

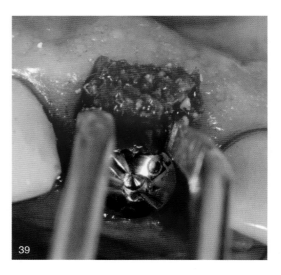

39

　　临时修复体制作完成后从口内取出，然后填充种植体唇侧跳跃间隙，需注意唇侧的骨间隙和软组织间隙都需要被填充。填充植骨材料前，首先在种植体上安装一个较小直径的愈合基台，避免填充材料进入种植体中央螺丝通道内（图36）。再次强调，唇侧跳跃间隙植骨的目的是基于美学考量，减少唇侧牙槽嵴塌陷的可能，而与种植体的骨结合效果无关（见第2章）。本病例中，使用了骨胶原（Bio-Oss Collagen，Geistlich）作为填充材料（图37～图39）。该材料在有

些病例（约10%）可能引起软组织的刺激反应。将植骨材料填充至游离龈边缘是美学考虑的关键因素（图40～图42）。采用拔牙窝双区管理技术，无须进行结缔组织移植，结缔组织移植需要更为复杂的操作、花费更多的时间与费用，且存在潜在并发症。完成唇侧间隙植骨后，将临时修复体重新就位，成为一个封闭装置（见第2章），之后用探针去除多余的植骨材料（图43～图47）。上述方法是一种常规的、结果可预测的方法，且微创，术后肿胀等并发症少。

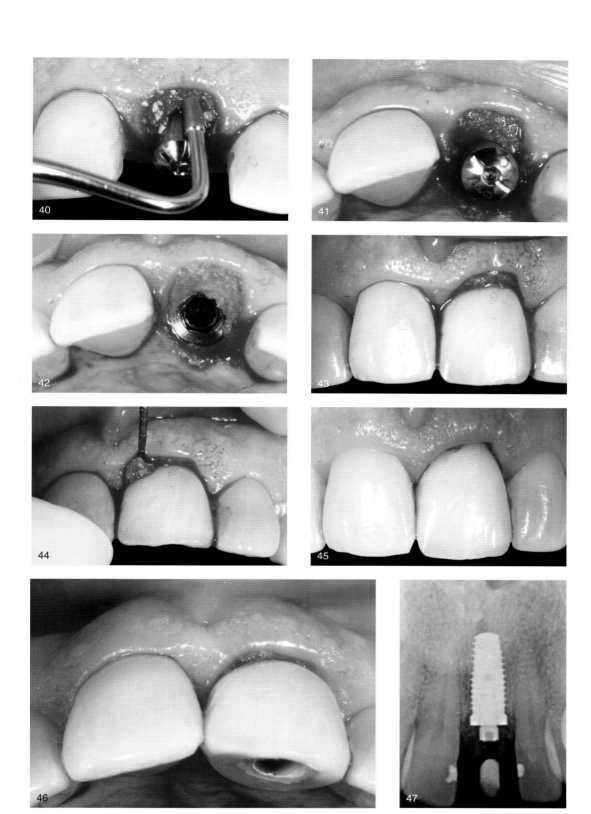

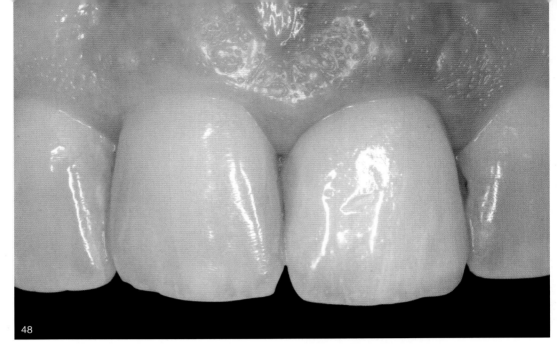

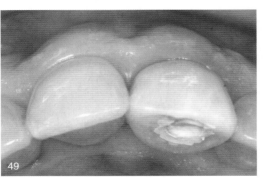

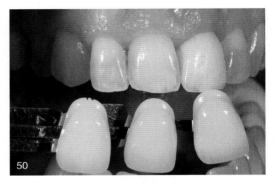

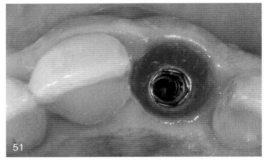

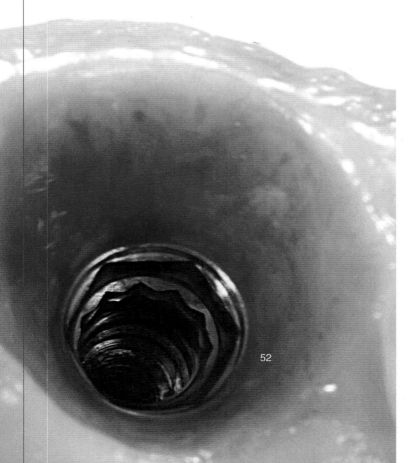

拔牙窝双区管理技术植骨的愈合时间为4～6个月。本例患者为厚龈生物型，可见愈合后的牙槽嵴及牙龈乳头形态良好（图48，图49）。本次复诊时进行了最终修复体的选色（图50）。卸下临时修复体后可见，种植体周围的软组织厚度得到了完好保留，牙龈袖口形态良好（图51，图52）。

使用开窗转移杆制取种植体水平终印模，制作出复制有软组织形态的石膏模型（图53~图55）。由于中央螺丝开孔位置的限制，本病例采用粘接固位的修复方式，使用了一个金合金的个性化基台，以及一个金合金的烤瓷冠（图56~图61）。如德国Gallucci所说，最终修复体只要白色和粉色的美学效果令人满意，应用哪种材料并不重要。只要修复体的美学效果理想，患者通常无法区分材料之间的差异（图62）。

本病例的基台表面采用了镀金处理，增加了黄色的色调，以抵消灰色金属与软组织之间的色差（图63~图66）。该步骤仅耗时几分钟即可完成。首先用一个电极加热镀金溶液（Dentsply），以激活溶液中的离子，然后将金合金基台浸入溶液中，使溶液中的金离子附着在基台表面，使基台从灰色变为黄色。需要注意的是，镀金的方法仅适用于低贵金属合金或高贵金属合金。如果是钛基台，需要返回制造商进行阳极氧化和硝酸盐涂层处理。基台在口内就位前，用高压蒸汽进行清洁。

最终修复体的粘接非常关键，因为过多的粘接剂可能导致不良的后果（见第2章）。种植体周围没有天然牙根周围的沙比纤维和牙龈纤维阻挡粘接剂向根方渗透，而且粘接剂可能是透明的，难以被发现，此外，排龈线也可以引起牙龈退缩。因此，有学者提出了一种利用粘接模型进行口外预粘接的方法。

首先在最终修复体的内表面涂布一层分离剂，然后将双固化的树脂注入修复体内部，插入一根金属桩（图67）制作粘接模型。待树脂固化后，取出树脂和金属

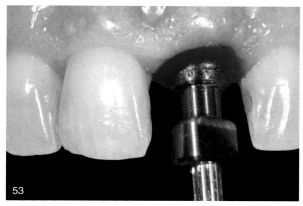

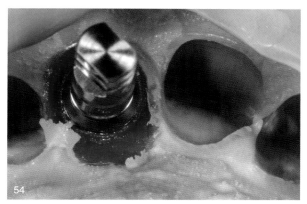

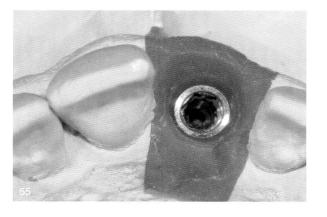

桩制作的粘接模型，用高压蒸汽彻底清除修复体内的分离剂（图68）。将粘接剂注入修复体，使粘接模型在修复体内完全就位（图69）。粘接剂固化前，使用棉签清理多余的粘接剂，然后将修复体从粘接模型上取下，就位于口内的粘接基台上（图70）。图71~图75为最终的修复效果。应用拔牙窝双区管理技术，实现了理想的美学修复效果。

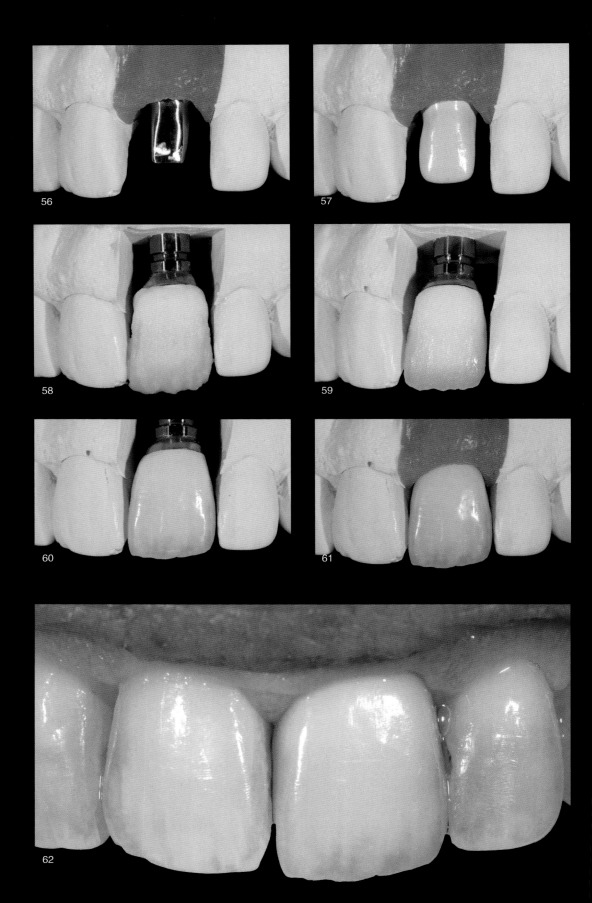

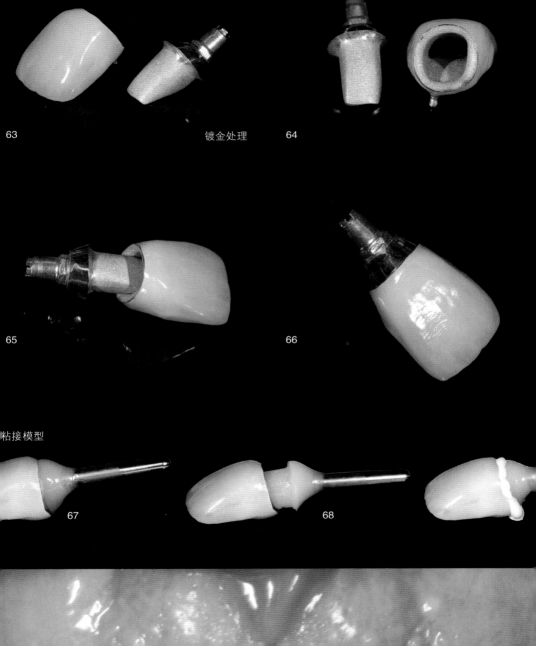

63

镀金处理 64

65 66

粘接模型

67 68

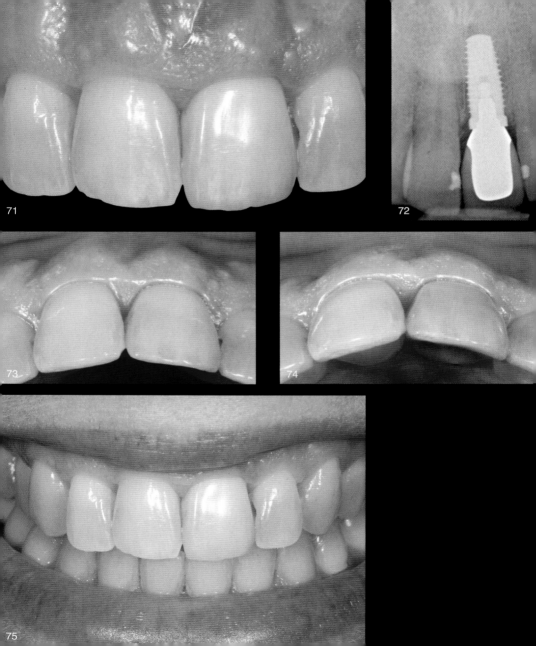

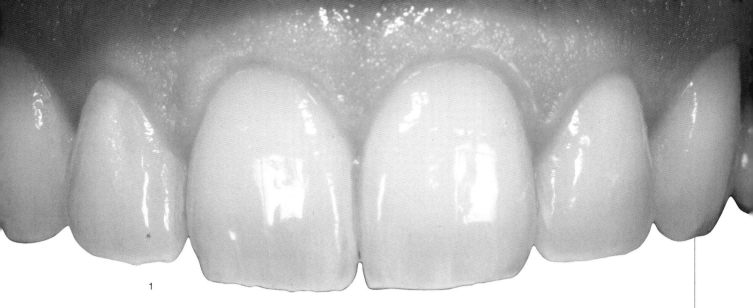

1

病例2：大范围牙根内吸收

　　患者，女性，44岁，高位笑线。上颌左侧中切牙腭侧牙龈肿胀，牙根大范围内吸收，拟拔除后行即刻种植（图1～图4）。微创拔除患牙，可见患牙牙根腭侧吸收导致穿孔（图5～图9）。彻底清理拔牙窝后，偏腭侧植入种植体，种植体颈部平台位于游离龈边缘3mm处（图10～图14）。利用iShell（BioHorizons，Vulcan Custom Dental）制作临时修复体（图15～图26；具体方法详见第2章）。采用拔牙窝双区管理技术，保持牙槽嵴的外形和体积，并利用临时修复体封闭拔牙窝（图27～图34）。

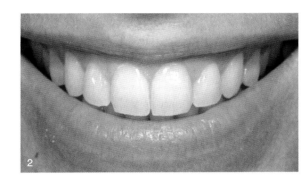

2

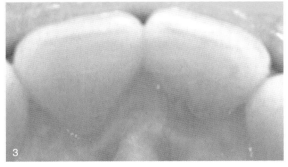

3

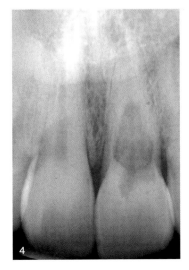

4

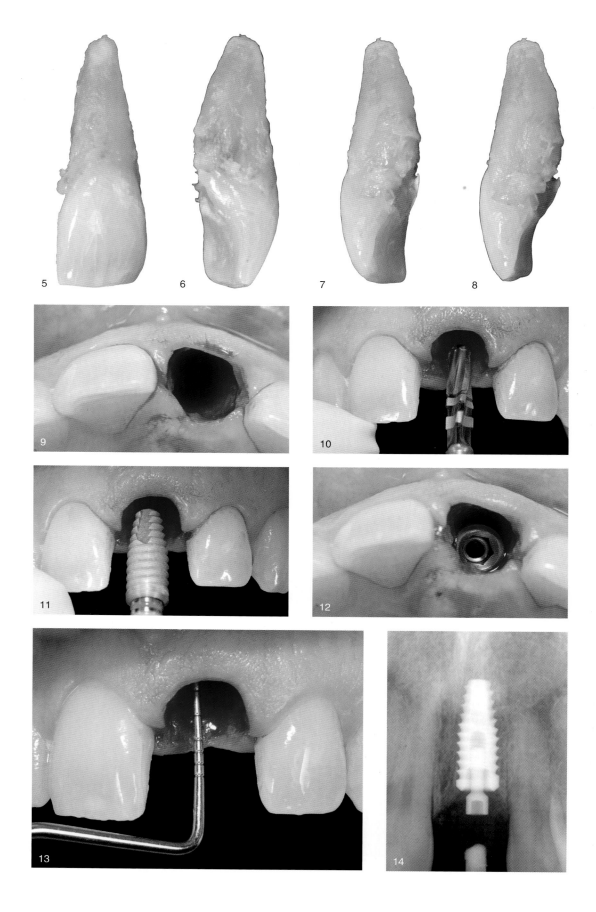

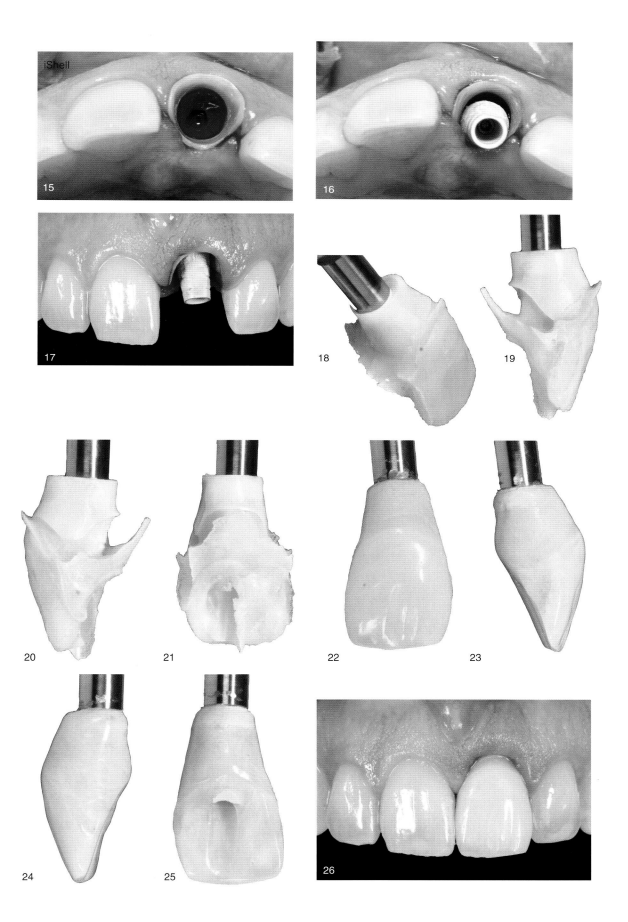

病例2：大范围牙根内吸收

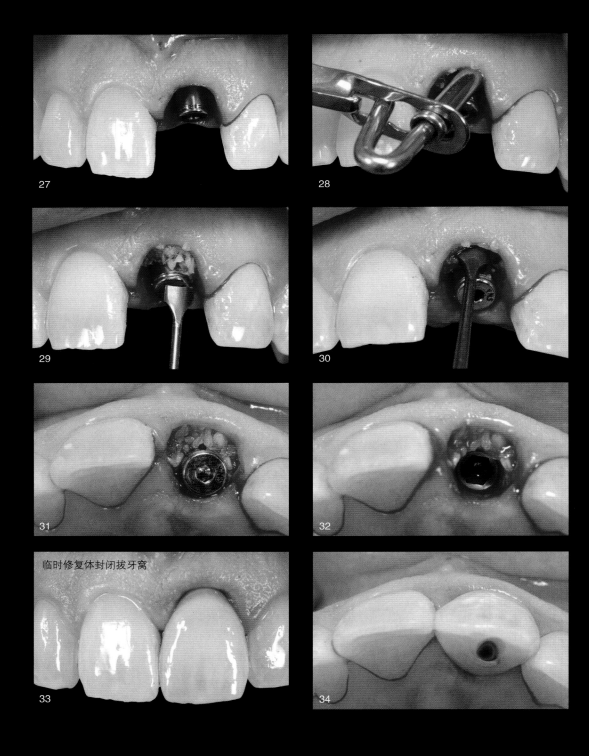

临时修复体封闭拔牙窝

27　28　29　30　31　32　33　34

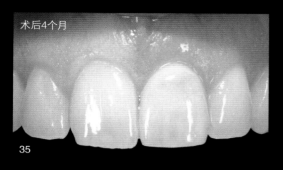

术后4个月

35

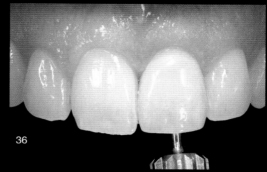

36

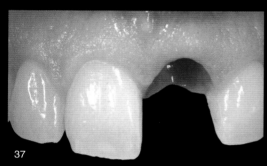

37

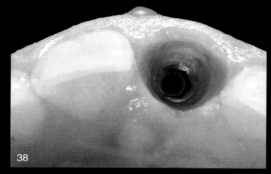

38

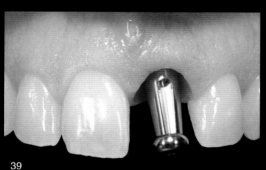

39

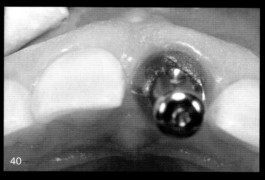

40

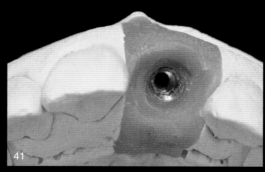

41

　　经过4个月的愈合期，卸下临时修复体，制取终印模（图35～图40）。印模要复制软组织外形轮廓，在此基础上制作粘接固位的全瓷修复体（图41～图43）。参照第6章介绍的方法，用树脂制作了粘接模型，完成修复体的口外预粘接（图44～图49）。将基台清洁、消毒后在种植体上就位，修复体完成口内粘接（图50～图52）。图53所示为3年后复查的情况，患者对修复效果非常满意。

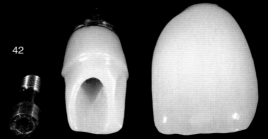

42

43

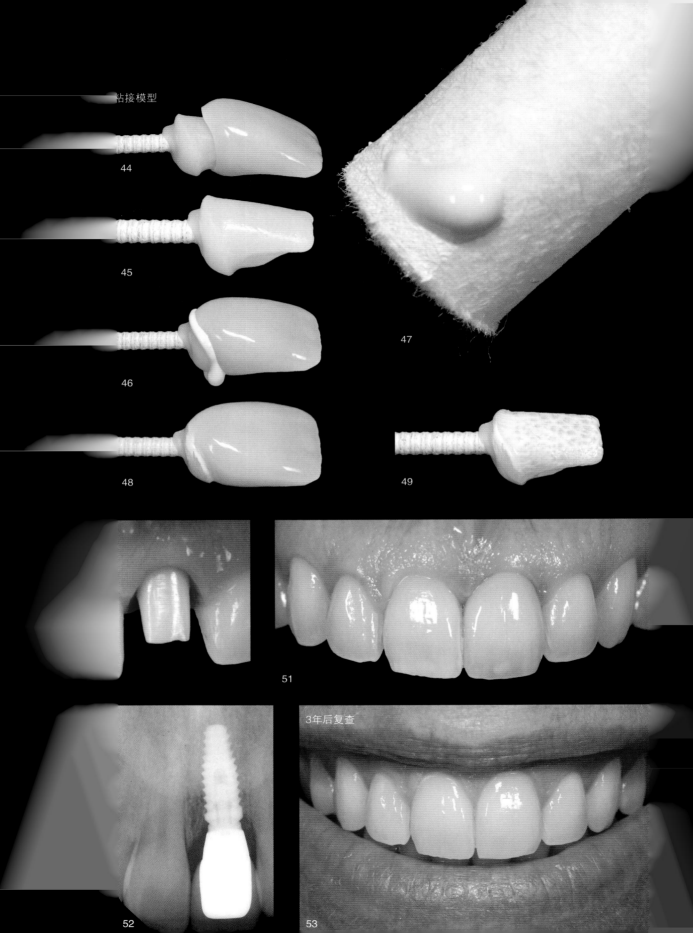

粘接模型

44

45

46

47

48

49

51

52

3年后复查

53

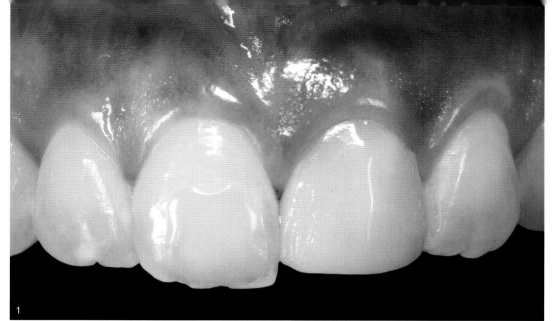

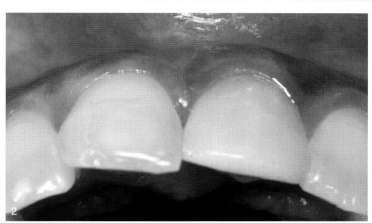

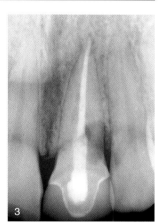

病例3：上颌中切牙内吸收

患者，女性，25岁，高位笑线，薄龈生物型。上颌左侧中切牙内吸收需拔除，拟行即刻种植（图1~图3）。微创拔除患牙，彻底清理拔牙窝，偏腭侧植入种植体，种植体颈部平台位于游离龈边缘3mm处（图4~图9）。利用iShell制作临时修复体（图10~图21；具体方法详见第2章）。采用拔牙窝双区管理技术，保持牙槽嵴的外形和体积，并使种植体周围软组织增厚（图22~图26）。

经过4个月的愈合期，卸下临时修复体，进行印模制取（图27~图31）。印模复制了软组织轮廓，在此基础上制作螺丝固位的金属烤瓷修复体，注意金属部分进行了镀金处理（图32~图37）。图38和图39显示最终修复的效果。上颌右侧中切牙的近中唇面用复合树脂在口内进行直接修复，恢复了理想的外形。图40为术后根尖X线片。图41显示患者虽为高位笑线，但微笑状态下仍获得了满意的修复效果。

4

5

6

7

8

9

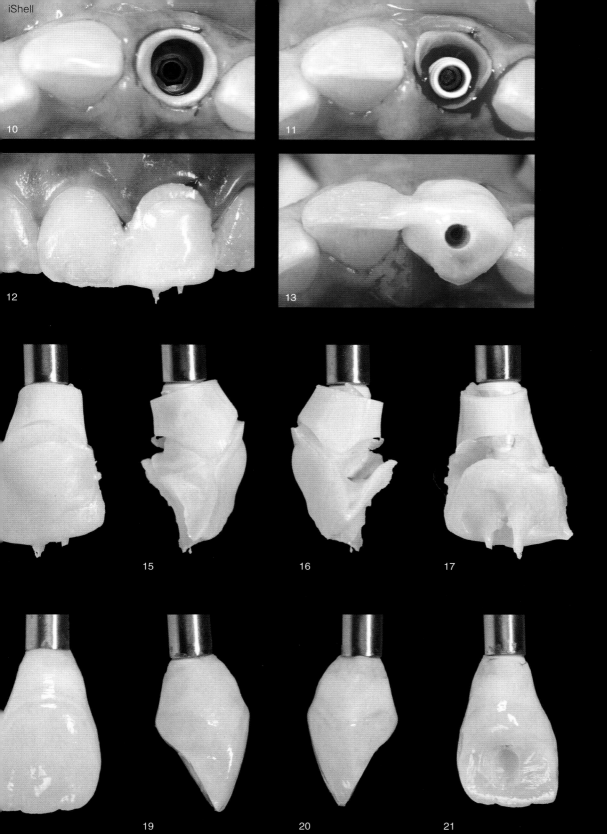

病例3：上颌中切牙内吸收

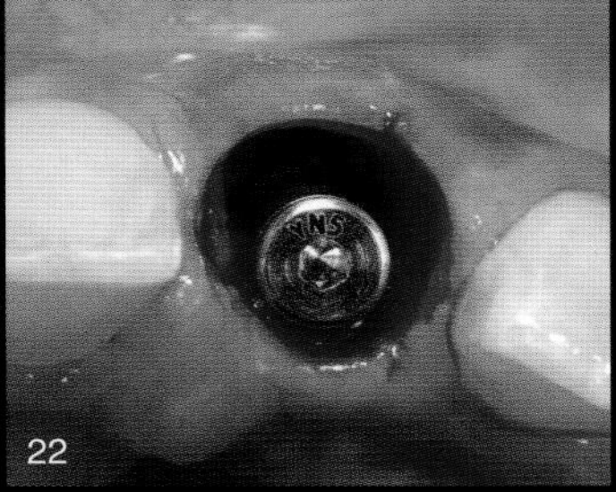
22

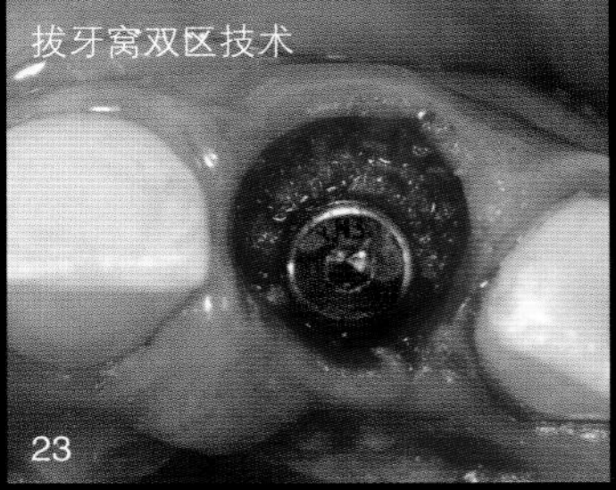
拔牙窝双区技术
23

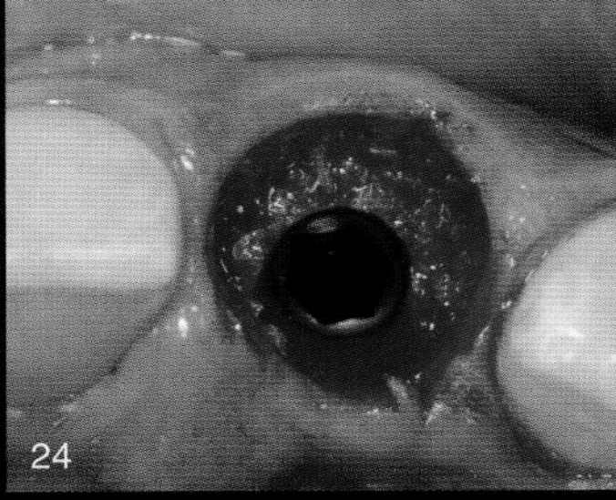
24

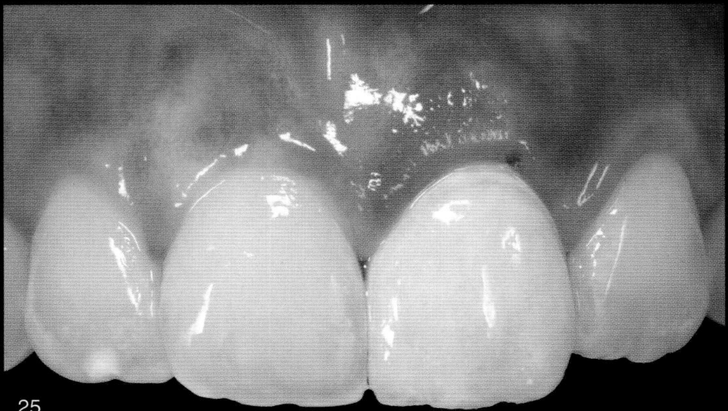
25

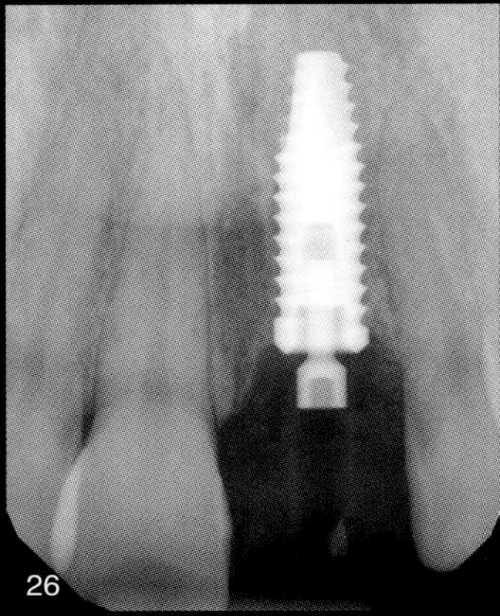
26

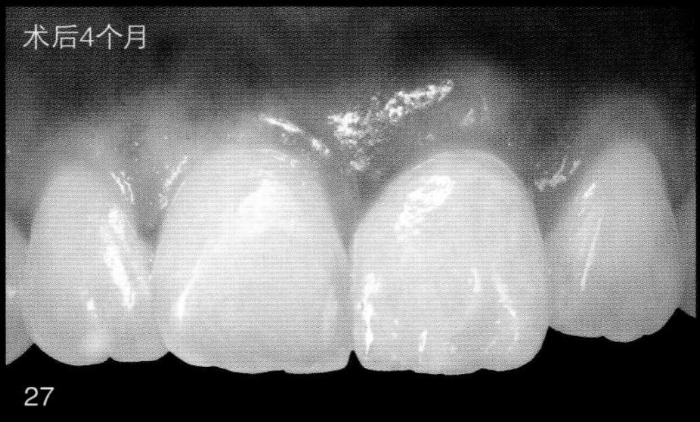
术后4个月
27

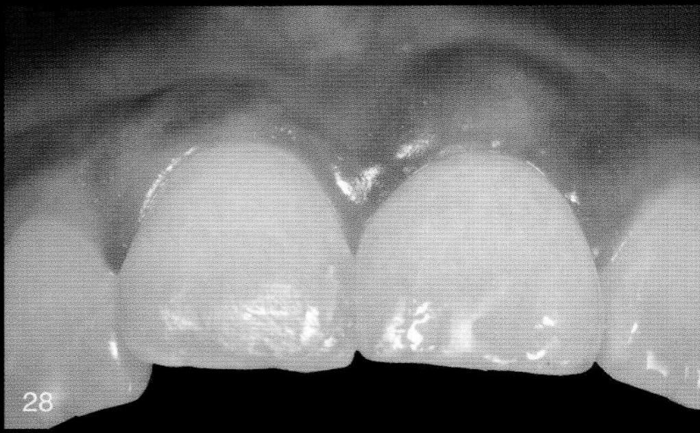
28

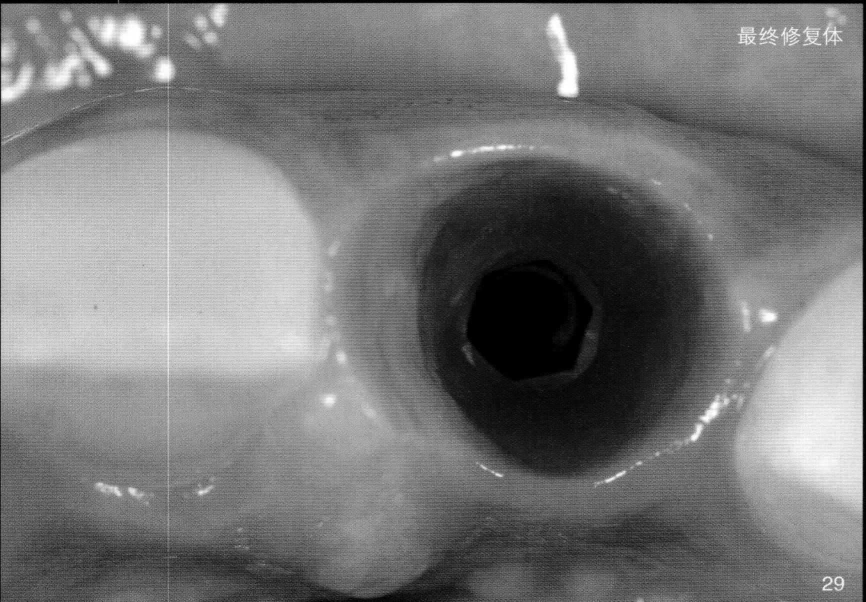
最终修复体
29

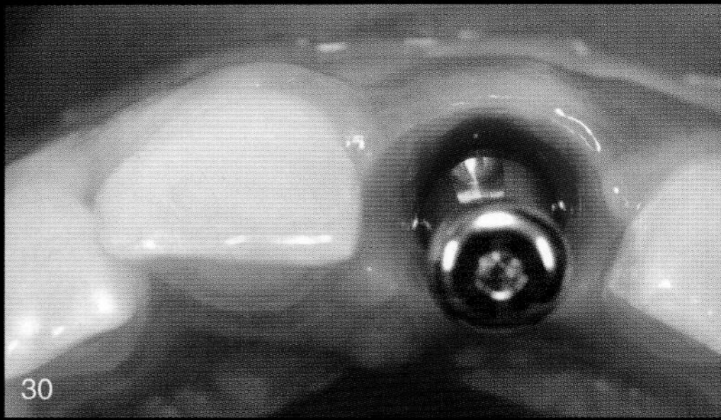
30

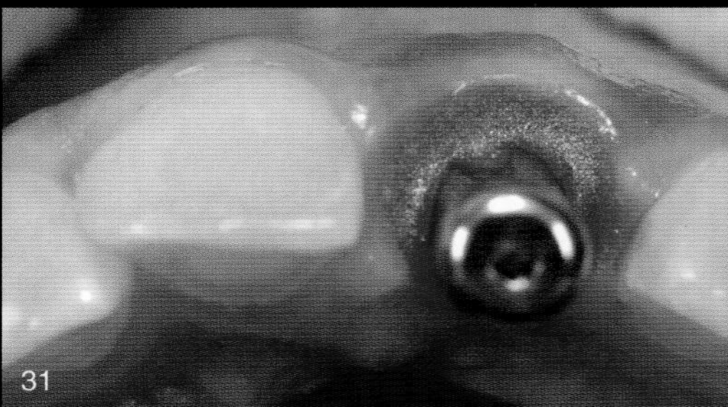
31

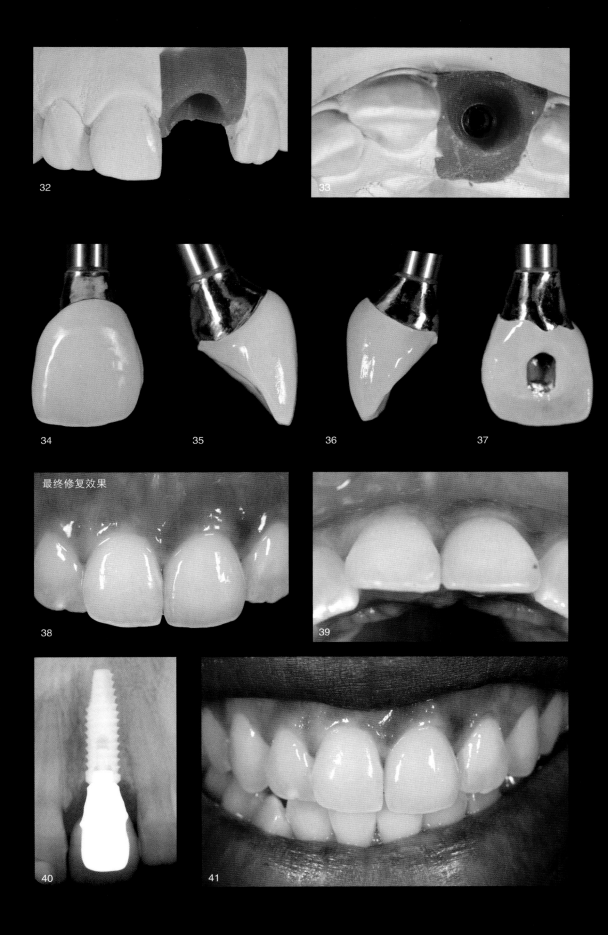

32

33

34

35

36

37

最终修复效果

38

39

40

41

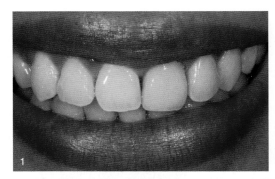

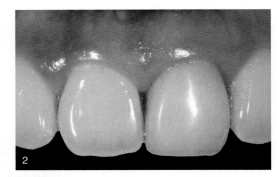

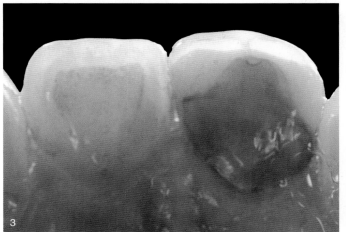

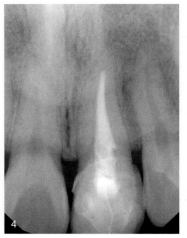

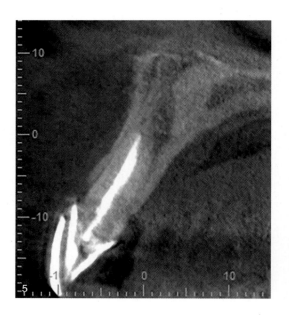

病例4：上颌中切牙牙冠纵折

患者，女性，28岁，中位笑线。上颌左侧中切牙牙冠纵折，拟拔除后行即刻种植（图1～图5）。参照第2章所述方法，微创拔除患牙（图6～图10）。彻底清理拔牙窝，沿拔牙窝植入种植体。种植体选择了颈部修复平台带有12°角度校正的Co-Axis种植体（Southern Implants），（图11，图12）。种植体携带器的唇侧有指示标记，并且有激光刻度标识，指示了3mm的植入深度（图13，图14）。图15显示了种植体植入后的情况，外六角连接的尖部朝向唇侧，距离游离龈边缘约3mm。将PEEK螺丝固位临时基台就位于种植体。可见种植体的角度校正设计，调整了中央螺丝开孔的方向（图16）。

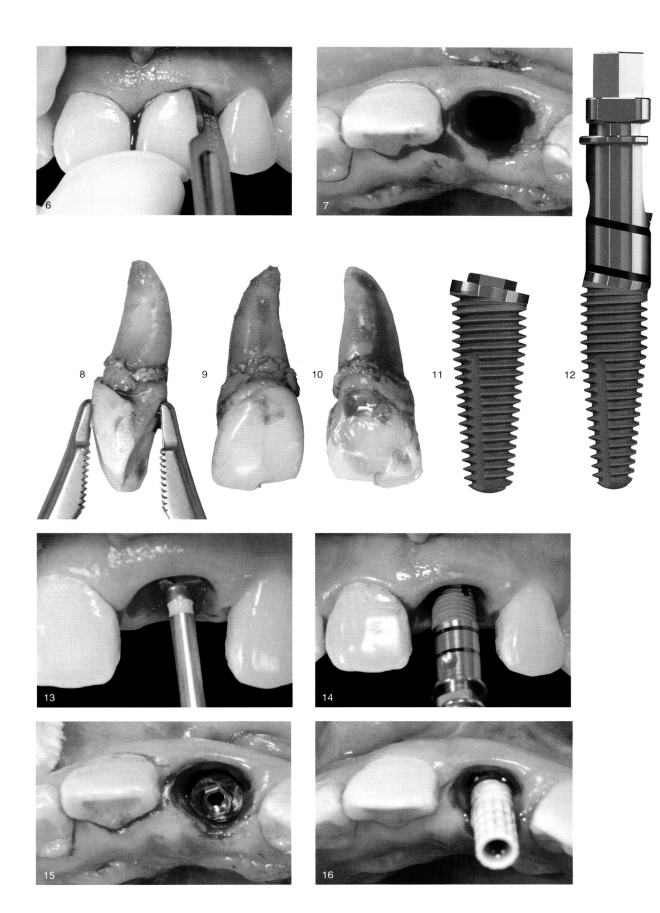

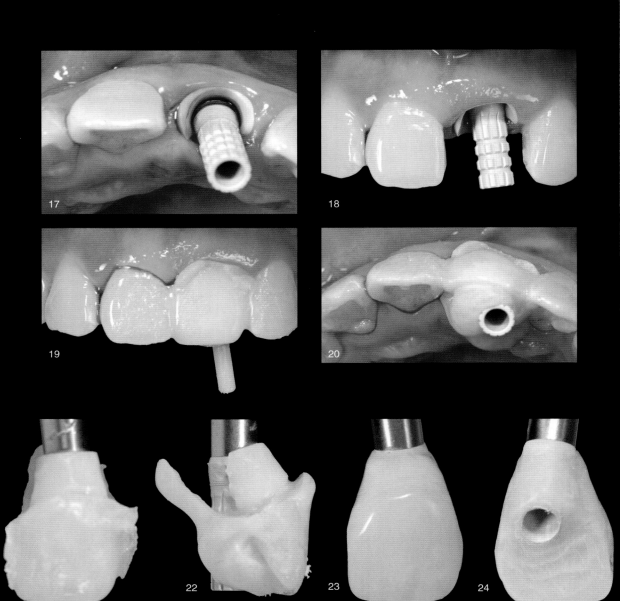

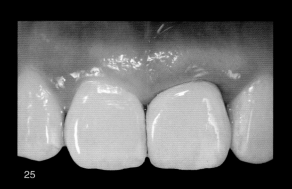

时修复体，在种植体上安装愈合基台，使用双区管理技术，维持牙槽嵴的体积和外形轮廓，之后将临时修复体重新就位（图26～图29）。术后拍摄根尖X线片及CBCT（图30，图31）。颈部带有角度校正的种植体（Subcrestal Angle Correction，SAC），能够降低拔牙窝根尖部位穿孔的风险（图31）。术后1周（图32，图33）及术后4个月（图34，图35）复查，愈合状况良好。术后4个月卸下临时修复体，龈沟内可见出血，说明临时修复体周围已形成生物性结合，卸下临

利用iShell制作临时修复体（图17～图24）。临时修复体需与龈缘软组织外形轮廓相匹配，使其能够对植骨材料形成良好封闭（图25）。卸下临

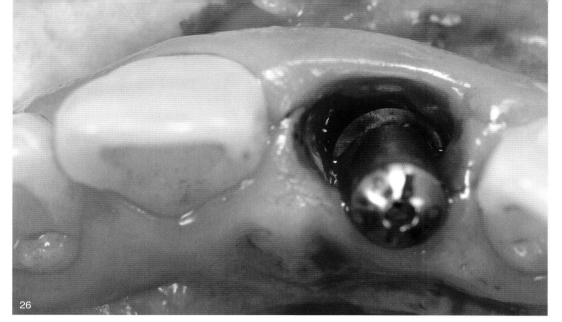

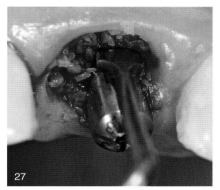

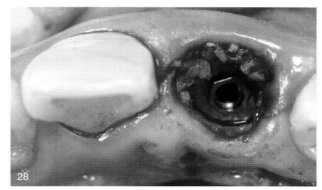

最终修复体

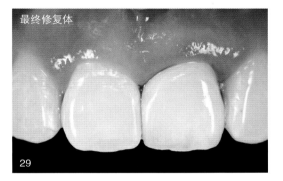

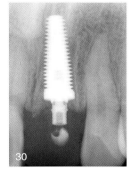

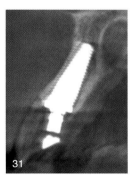

术后1周

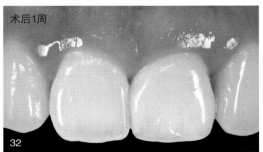

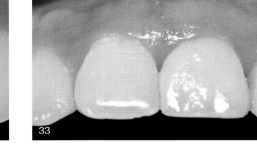

时修复体时被撕裂（见第2章）。制取种
植体水平印模（图36～图39），制作复
制有软组织外形轮廓的石膏模型，在此基
础上制作螺丝固位的金属烤瓷修复体（图

40～图44）。经过彻底清洁消毒，最终
修复体口内就位，获得了理想的修复效果
（图45～图48）。

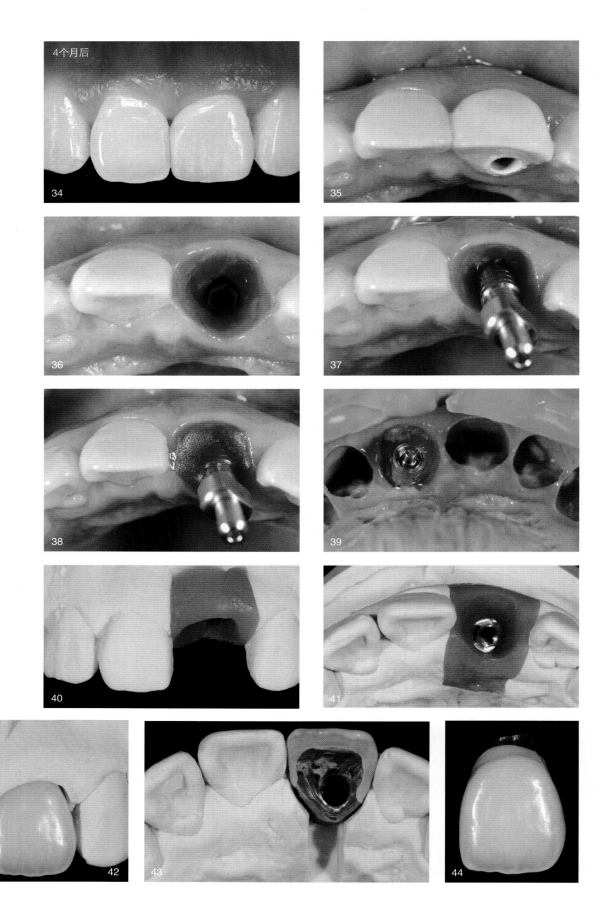

4个月后

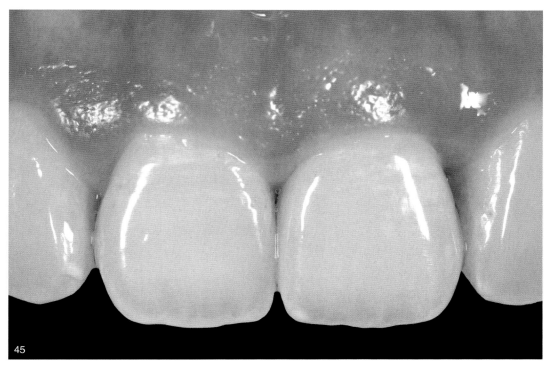

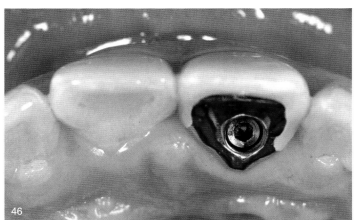

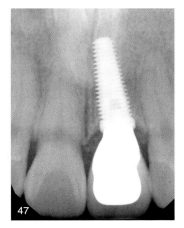

　　值得注意的是，利用修复平台带有角度校正设计的种植体，虽然种植体长轴朝向切端的方向，但利用种植体的角度校正，可使中央螺丝开孔位于修复体舌侧，从而可以采用螺丝固位的设计，避免使用粘接固位潜在的风险（图46）。

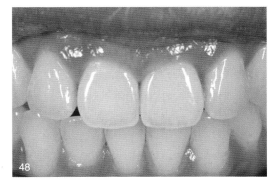

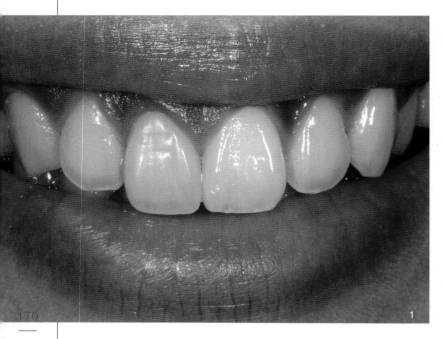

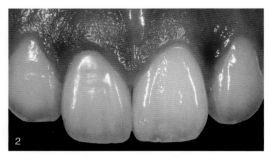

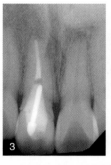

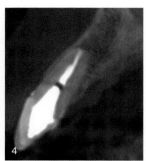

病例5：高位笑线

患者，女性，41岁，上颌右侧中切牙松动，高位笑线（图1，图2）。根尖X线片显示原有桩核修复体周围伴有继发龋（图3）。此外，该患牙外伤后的根管治疗导致其变色，并且牙龈菲薄，常有出血现象，导致患者对该牙的美学效果不满意。经CBCT检查（图4），拟即刻拔除患牙，同期植入Co-Axis种植体。参照第2章所述方法，微创拔除患牙（图5~图8）。

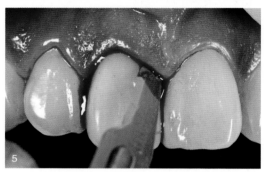

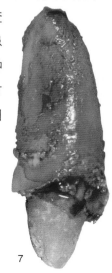

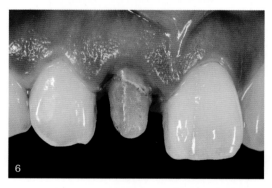

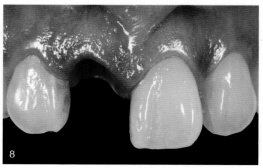

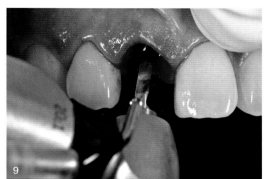

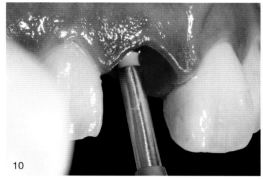

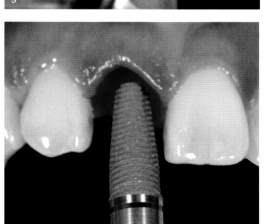

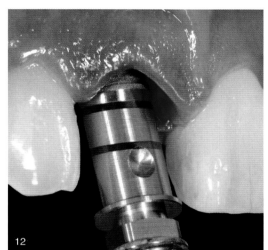

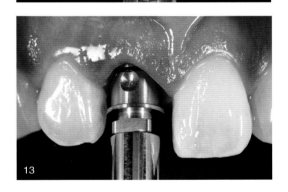

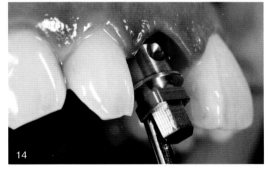

彻底清理拔牙窝，植入12°角度校正的Co-Axis种植体（图9～图14）。可见种植体携带器上有凹陷的唇侧标记，以及深度3mm的标记线（图11～图14）。种植体六角形外连接上的唇侧标记要朝向唇面，种植体平台距游离龈边缘约3mm（图15）。将PEEK临时基台就位于种植体，可见种植体的角度校正设计能够调整修复体中央螺丝开孔的方向（图16，图17）。参照第2章介绍方法，利用iShell制

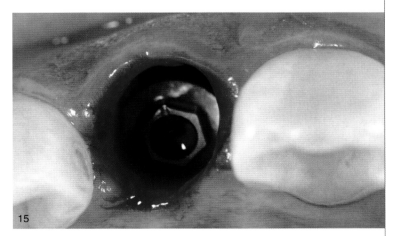

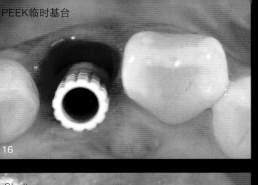

PEEK临时基台

16

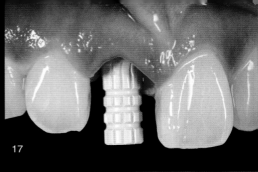

17

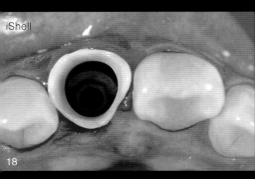

iShell

18

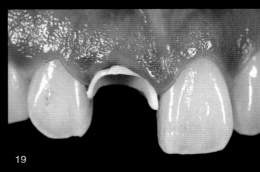

19

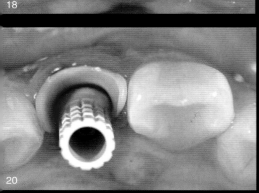

20

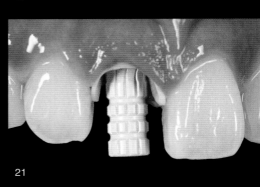

21

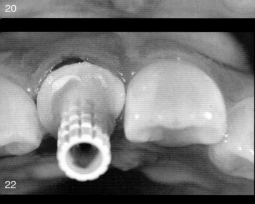

22

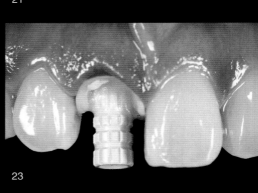

23

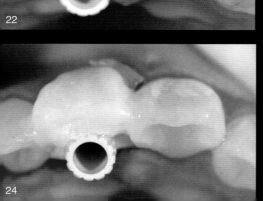

24

作临时修复体（图18～图31）。临时修复体外形与软组织轮廓相匹配，以封闭拔牙窝内植骨材料（图32，图33）。

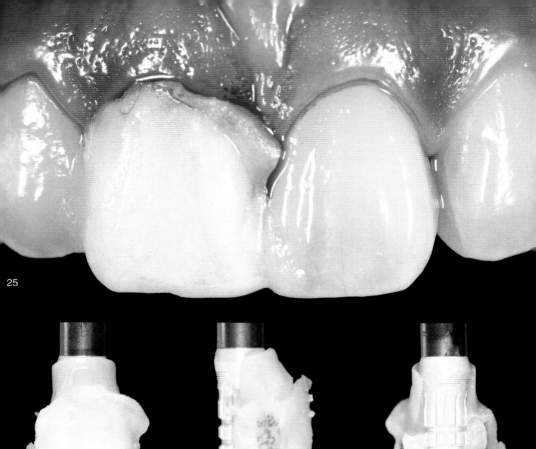

25

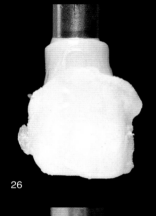

26

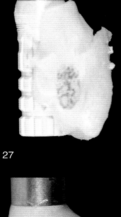

27

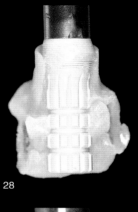

28

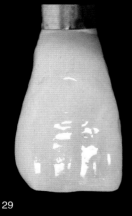

29

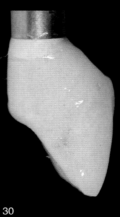

30

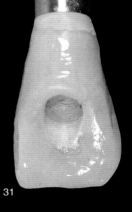

31

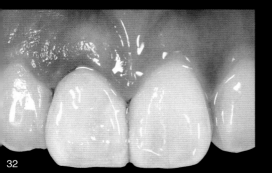

32

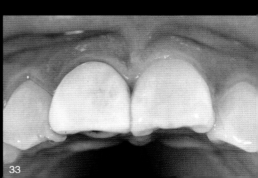

33

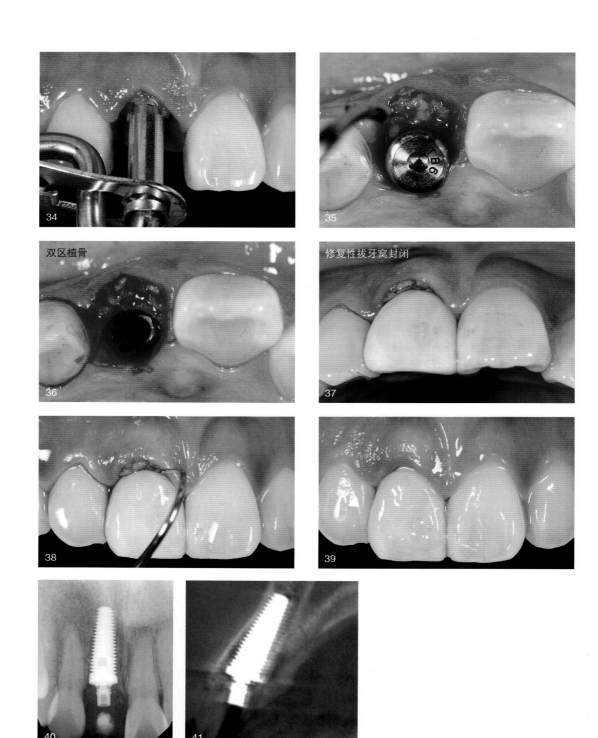

双区植骨

修复性拔牙窝封闭

在种植体上安装窄的愈合基台，采用双区管理技术，保持牙槽嵴的体积和外形轮廓。将临时修复体重新就位，封闭拔牙窝（图34～图39）。术后即刻行根尖X线片及CBCT检查（图40，图41）。应用带有角度校正设计的种植体降低了拔牙窝根尖部唇侧穿孔的风险（图41）。

术后4个月，愈合良好，进行修复比色（图42～图44）。卸下临时修复体，可见生物附着被撕裂而出现的渗血现象

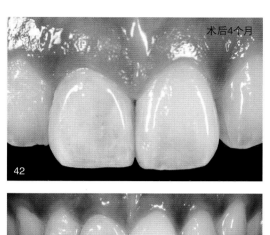

术后4个月

42

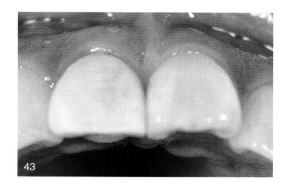

43

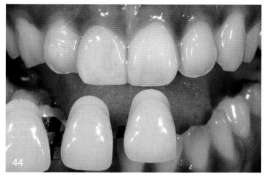

44

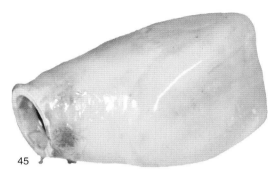

45

首次卸下临时修复体

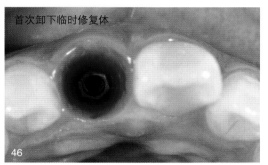

46

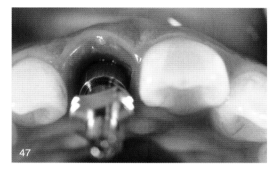

47

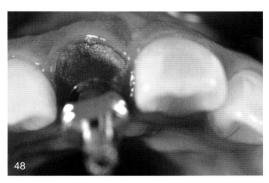

48

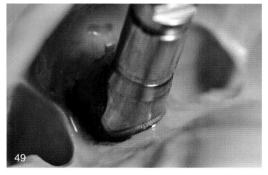

49

（见第2章）。制取种植体水平印模（图45~图49），制作复制有软组织轮廓的模型，交技工室制作螺丝固位的金属烤瓷修复体（图50~图64）。修复体清洁消毒后口内固定，获得了满意的修复效果（图65~图69）。

值得注意的是，利用修复平台带有角度校正设计的种植体，虽然种植体长轴朝向切端的方向，但种植体的角度校正，可使中央螺丝开孔位于修复体舌侧，从而可以采用螺丝固位的设计，避免了使用粘接固位潜在的风险（图64，图67）。

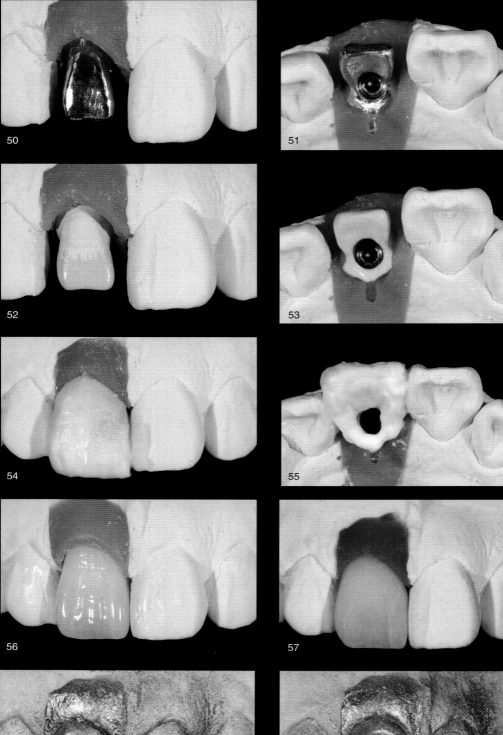

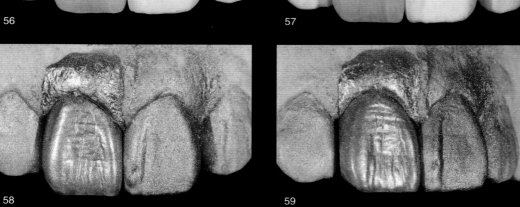

50

51

52

53

54

55

56

57

58

59

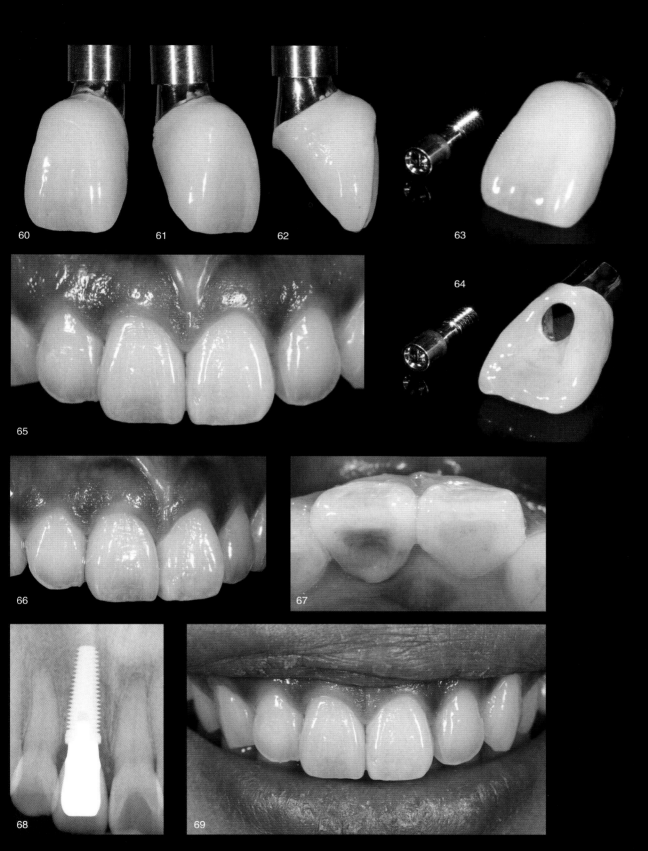

60

61

62

63

64

65

66

67

68

69

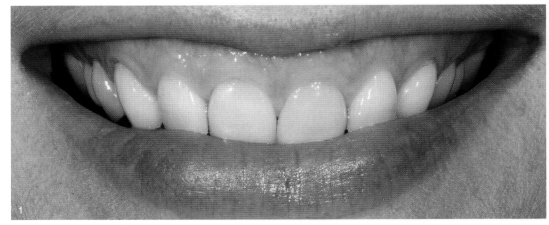

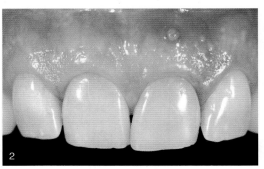

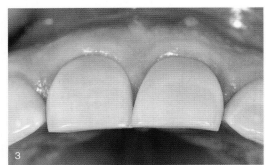

病例6：高位笑线伴根尖瘘管

患者，女性，37岁，高位笑线，上
颌左侧中切牙根管治疗术后，唇侧根尖部
瘘管（图1～图4）。CBCT显示根尖部唇
侧骨板中央有开窗（图5）。患者对于外
伤和根管治疗导致的牙体组织变色不满
意，且对于该牙与邻牙的位置关系及龈缘
水平差异不满意。因此，拟行如下治疗方
案：拔除上颌左侧中切牙行即刻种植，上
颌右侧中切牙制作不备牙贴面，以增大牙
冠的外形轮廓，调整牙冠的位置，并改
善颜色。根据CBCT显示的牙根方向（图
5），拟选择锥形的带有角度校正设计的
Co-Axis种植体。探诊可见唇侧骨壁的瘘
管未与龈沟连通（图6）。

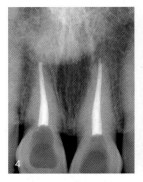

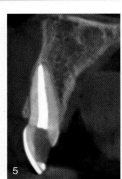

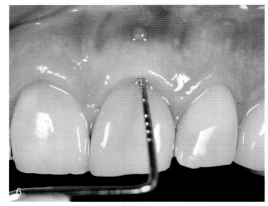

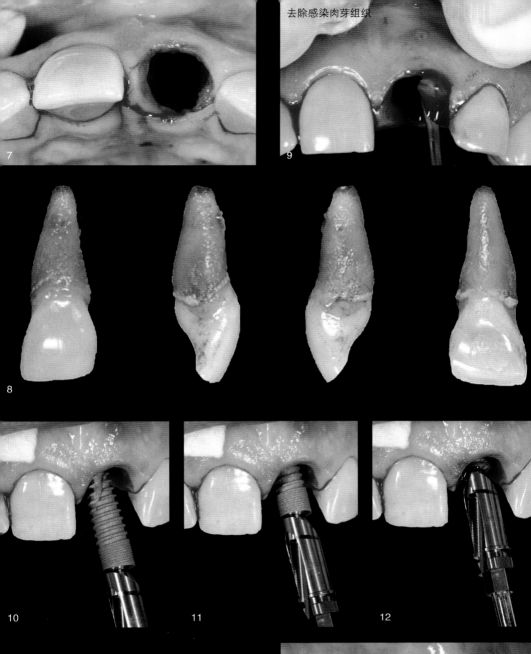

去除感染肉芽组织

7

9

8

10

11

12

微创拔除患牙，彻底清理根尖残留的肉芽组织（图7~图9）。植入种植体，种植体的颈部修复平台与种植体长轴成12°的角度（图10~图15）。注意种植体携带器上有唇侧指示的凹槽，以及3mm深度的标记线（图10~图14）。

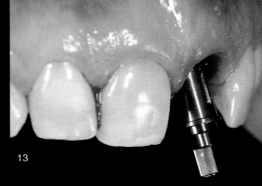

13

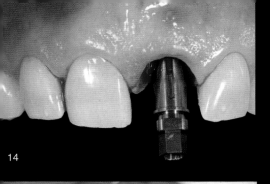

14

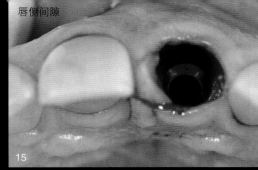

15

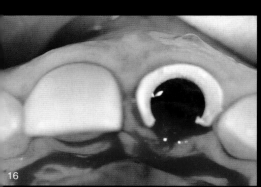

16

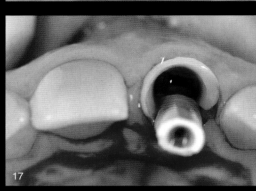

17

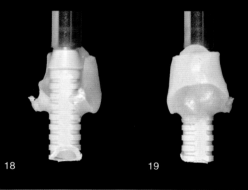

18　　　　　19

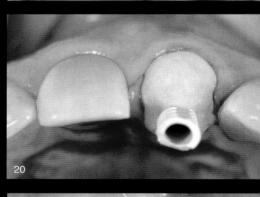

20

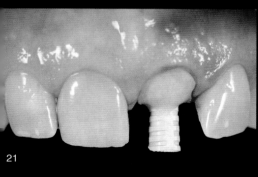

21

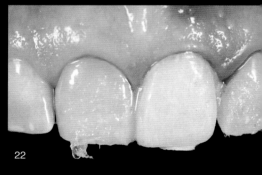

22

唇侧，种植体深度位于唇侧游离龈缘约
━mm处（图15）。利用iShell制作临时修
复体（图16～图27）。将PEEK临时基
台就位于种植体，可见种植体的角度校
下调整了基台中央螺丝开孔的方向（图

17）。临时修复体需与龈缘软组织外形
轮廓相匹配，使其能够对植骨材料形成良
好的封闭（图28）。临时修复体的唇面
相对于邻牙略偏唇侧，以作为最终修复位
置的参考，并使其在种植体俞合过程中误

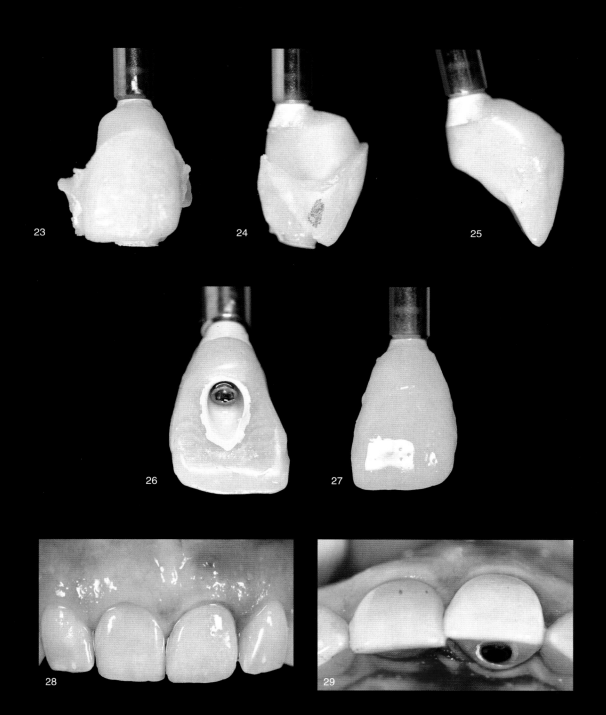

23

24

25

26

27

28

29

免咬合接触（图29）。

　　卸下临时修复体，在种植体上安装愈合基台，应用拔牙窝双区管理技术植骨，维持牙槽嵴的体积和轮廓，之后将临时修复体重新就位，封闭拔牙窝（图30~图32）。术后行根尖X线片及CBCT检查（图33，图34）。角度校正种植体的应用降低了拔牙窝根尖部穿孔的风险（图34）。

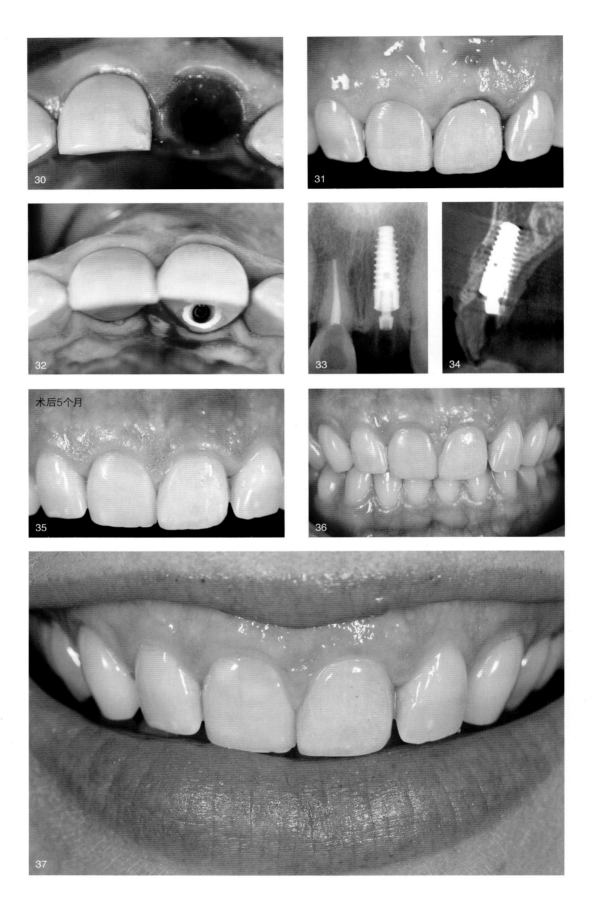

术后5个月

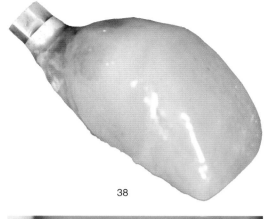

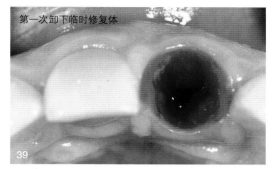

第一次卸下临时修复体

38

39

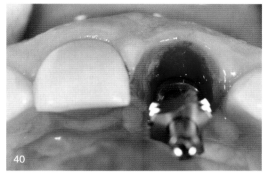

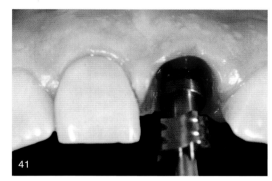

40

41

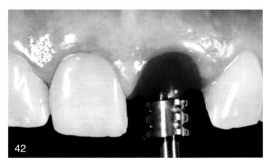

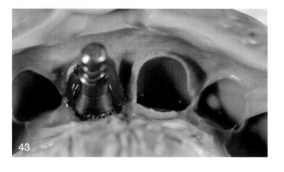

42

43

　　术后5个月复查，种植体愈合良好，患者对于临时修复的外形效果满意（图35～图37）。卸下临时修复体，可见牙龈袖口有渗血现象，说明形成了生物性附着；制取种植体水平印模（图38～图43）。制作复制有软组织外形轮廓的石膏模型，在此基础上，上颌左侧中切牙制作螺丝固位的金属烤瓷修复体，上颌右侧中切牙制作全瓷贴面（图44～图46）。经彻底清洁与消毒，将螺丝固位的最终修复体就位于种植体，此时可见种植体周围软组织健康（图47，图48）。图49和图50为右侧中切牙贴面就位之前的情况，对比可见修复体相对于原牙齿位置和形态的改变。最终修复体全部戴入后，患者对于修复效果非常满意（图51～图54）。

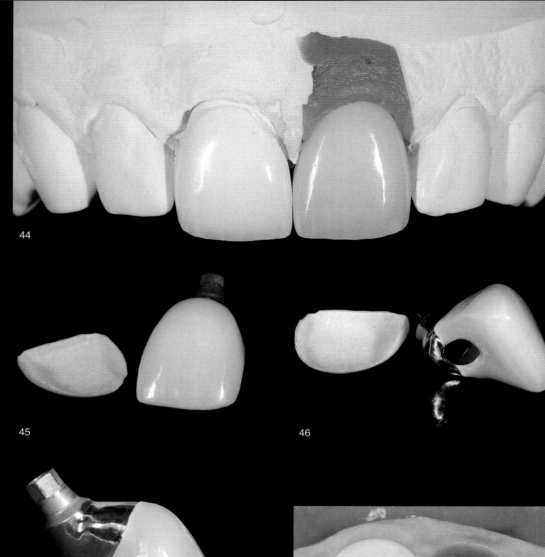

44

45

46

47

48

贴面就位之前

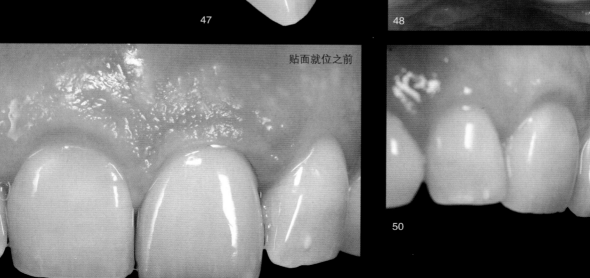

49

50

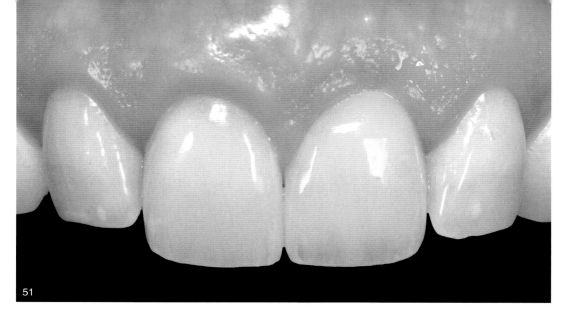

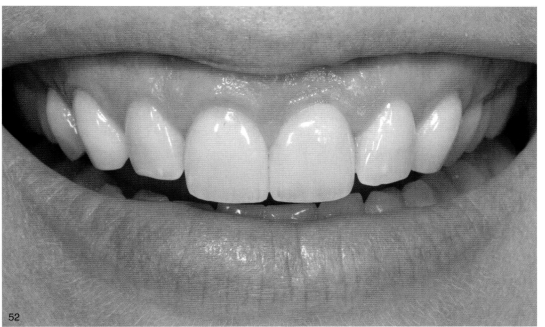

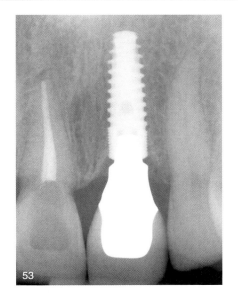

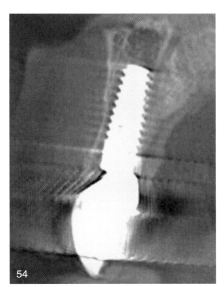

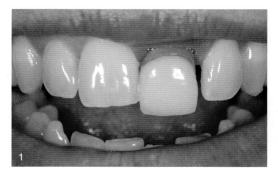

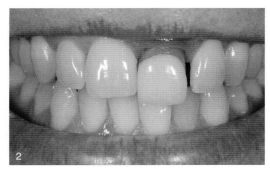

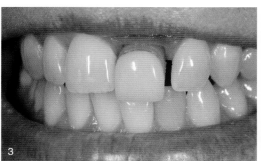

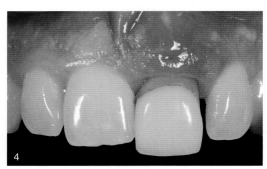

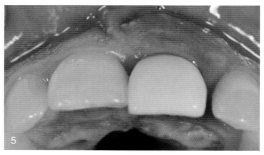

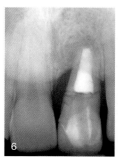

2型拔牙窝

病例7：唇侧骨板缺失

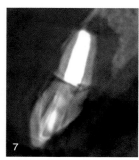

患者，男性，29岁，上颌左侧中切牙外伤后移位（图1~图5）。影像学检查可见（图6，图7）病变范围较大，唇侧骨板缺失，预期拔牙后属于2型拔牙窝（见第3章）。不翻瓣微创拔除患牙，彻底清理牙槽窝，清除所有感染肉芽组织（图8~图13）。图14显示了唇侧骨板缺失的情况。在拔牙窝内偏腭侧植入5.8mm×13.0mm的锥形种植体（BioHorizons）（图15，图16）。

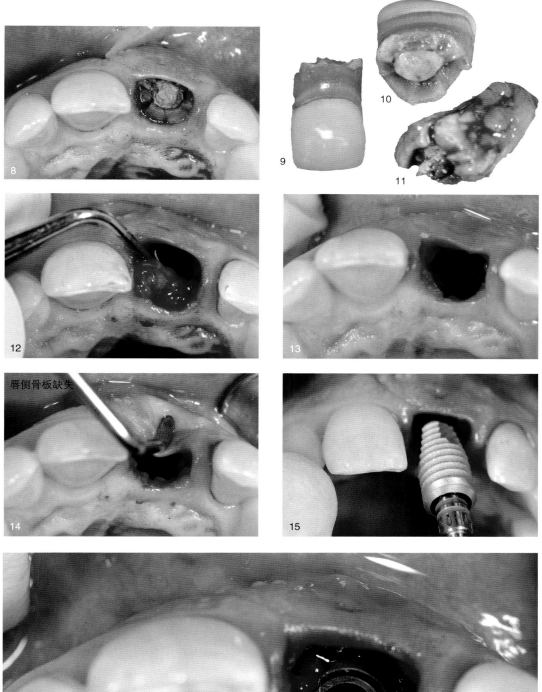

唇侧骨板缺失

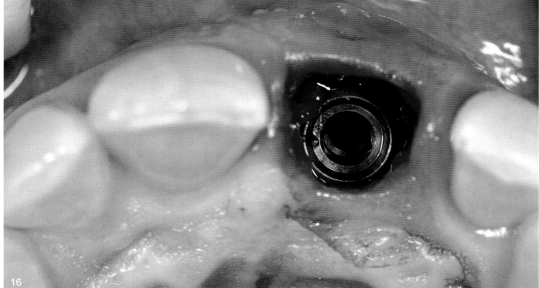

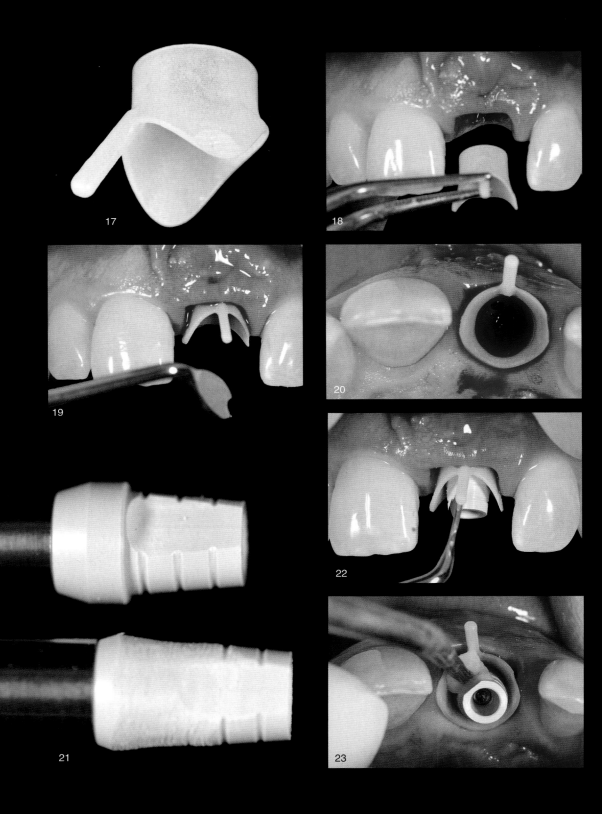

如前述方法，利用iShell制作临时修复体（图17~图37）。调磨PEEK临时基台，使其外形能够适应iShell，就位于种植体（图21）。卸下临时修复体，在种植体上安装愈合基台，在种植体唇侧放入交联胶原膜，完全覆盖牙槽骨缺损（2c-UU型）（图38~图43）。屏障膜的应用将2型拔牙窝转变为1型拔牙窝。

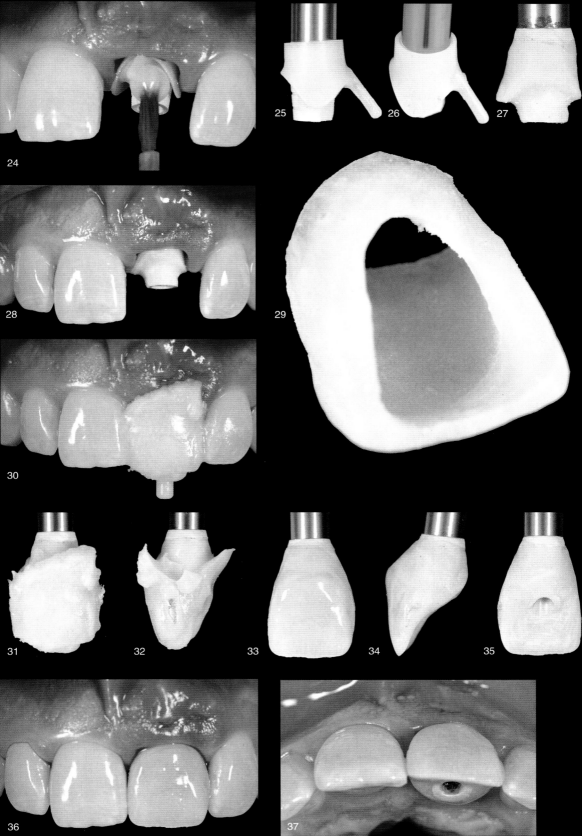

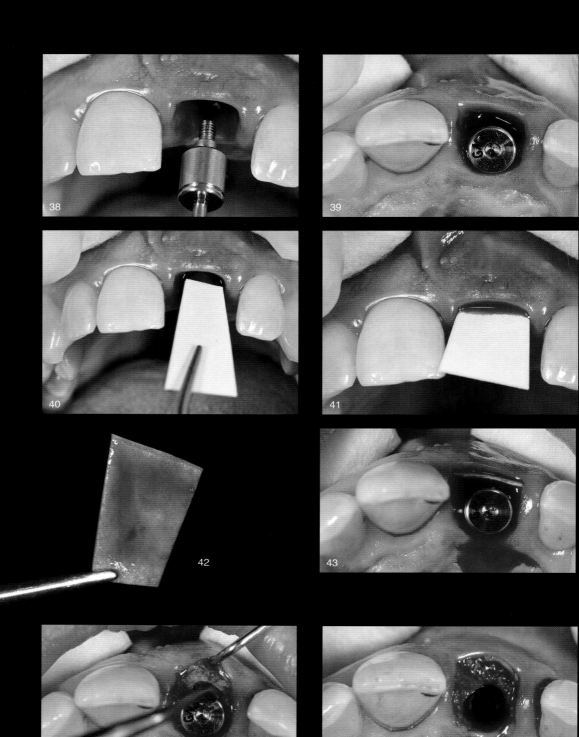

在膜的腭侧面与种植体的唇侧间隙内，植入小颗粒的矿化同种异体松质骨（图44，图45）。在6个月的愈合期内，临时修复体要避免咬合负载，主要作用是封闭和保护植入的膜及植骨材料（图46～图49）。

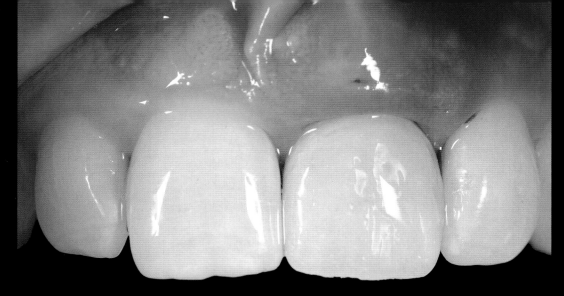

46

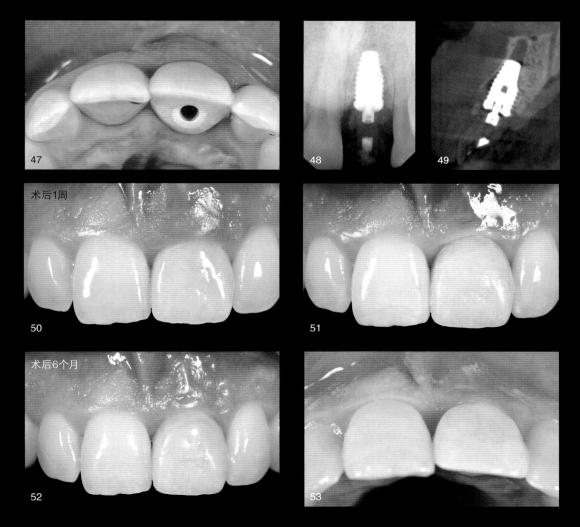

47

48

49

术后1周

50

51

术后6个月

52

53

　　术后1周和术后6个月复查，可见愈合状况无异常（图50～图53）。印模制作之前进行比色（图54，图55）。利用iShell，制取种植体水平印模，可避免种植体周围软组织塌陷（图56～图58）。用流动树脂将iShell与转移杆连接固定，安装替代体后，复位于印模中（图59～图61）。

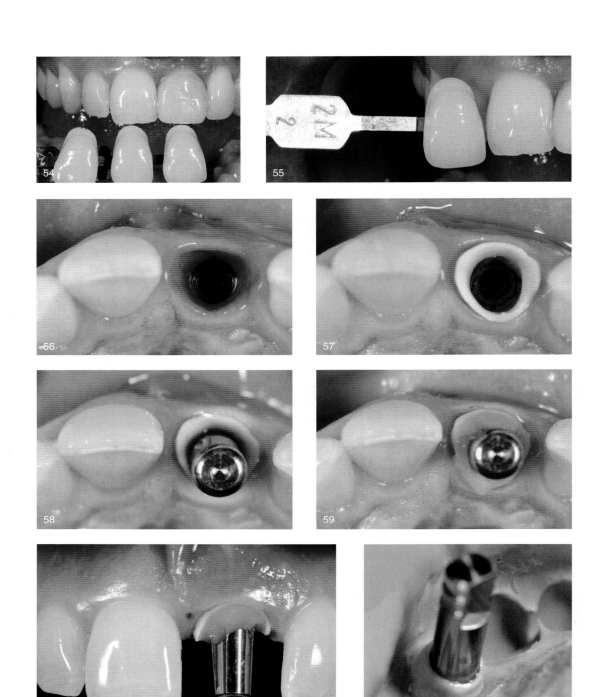

　　灌注带有人工牙龈的石膏模型，在其上制作螺丝固位的金属烤瓷修复体（图62～图72）。口外照片、口内照片、X线检查结果显示，最终修复体获得了理想的美学效果，且种植体周围骨结合良好，骨高度稳定（图73～图77）。同第3章所述方法，本病例所有外科操作在一次手术中完成。

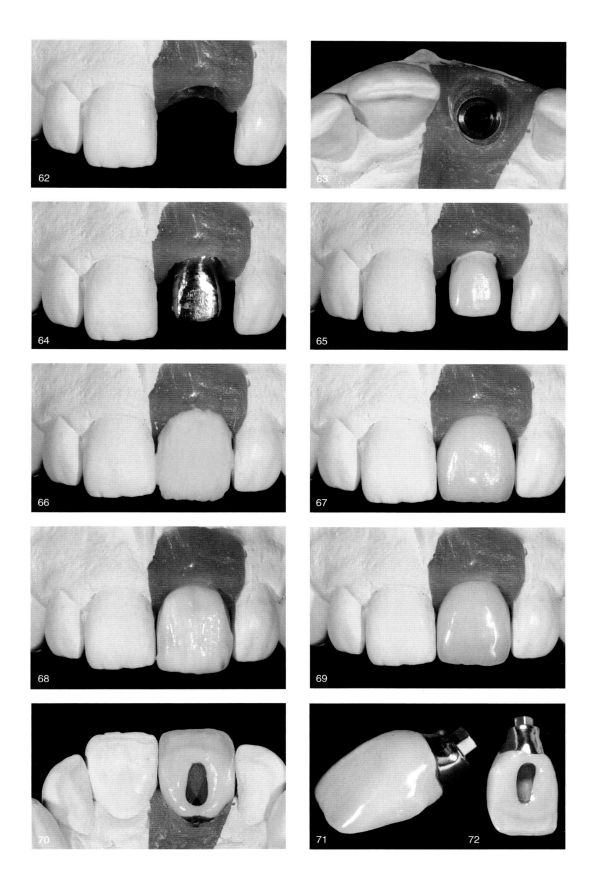

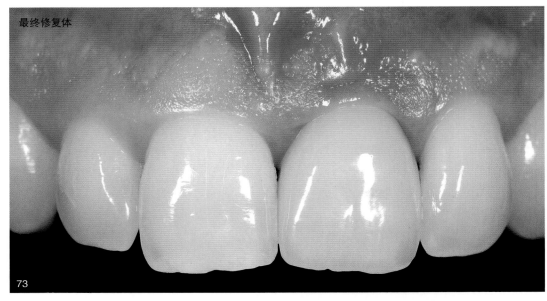

最终修复体

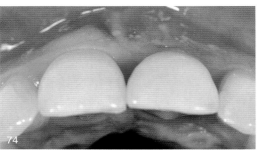

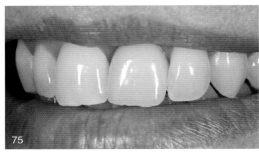

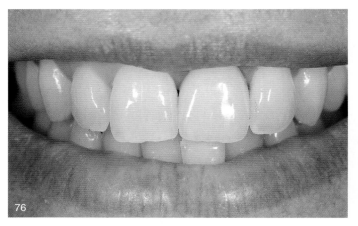

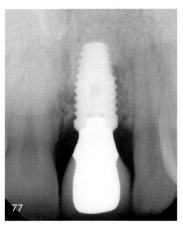

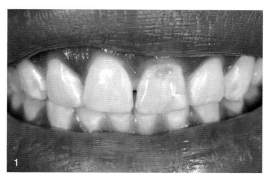
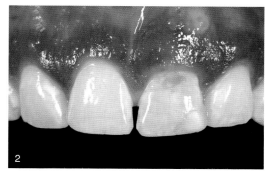

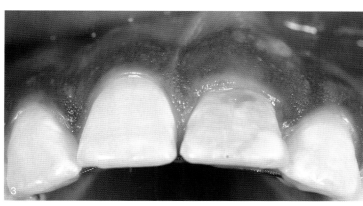
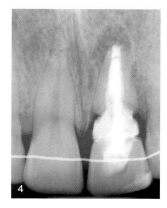

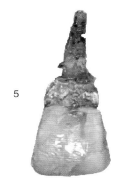
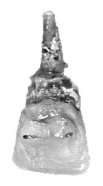
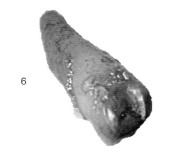
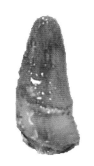

病例8：根尖周病变伴牙折

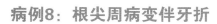

　　患者，男性，25岁，上颌左侧中切牙牙折，伴随有根尖周病变（图1～图4）。治疗前给予抗生素，之后使用15c#刀片对患牙牙周纤维进行锐性分离，不翻瓣的情况下微创拔除患牙（图5～图7）。使用刮匙彻底清理拔牙窝，在拔牙窝内偏腭侧植入5.8mm×13mm种植

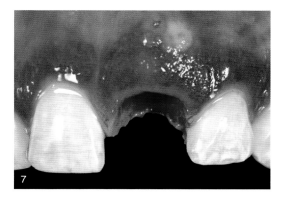

体（图8）。制作具有良好穿龈轮廓的临时修复体，要求其没有咬合接触（图9～图13）。

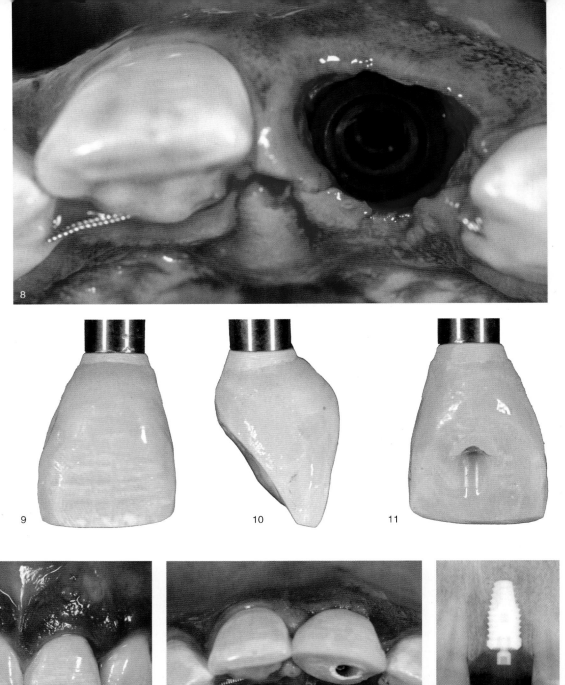

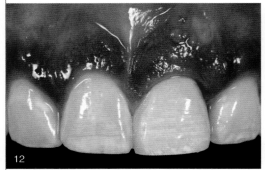

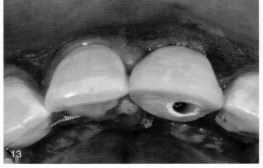

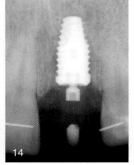

参照第2章所述，采用拔牙窝双区管理技术，使用植骨材料填充拔牙窝（图14）。术后1周复查，愈合良好（图15）。不幸的是，术后4个月复查时，种植体发生松动，根尖X线片明显可见种植体周围的间隙（图16，图17）。去除临时修复体，可见牙槽嵴顶的唇侧骨板变色（图18，图19）。该区域发生了硬组织坏死，被手术去除（图20）。此时拔牙窝从1型变为2型（图21；分型见第3章）。

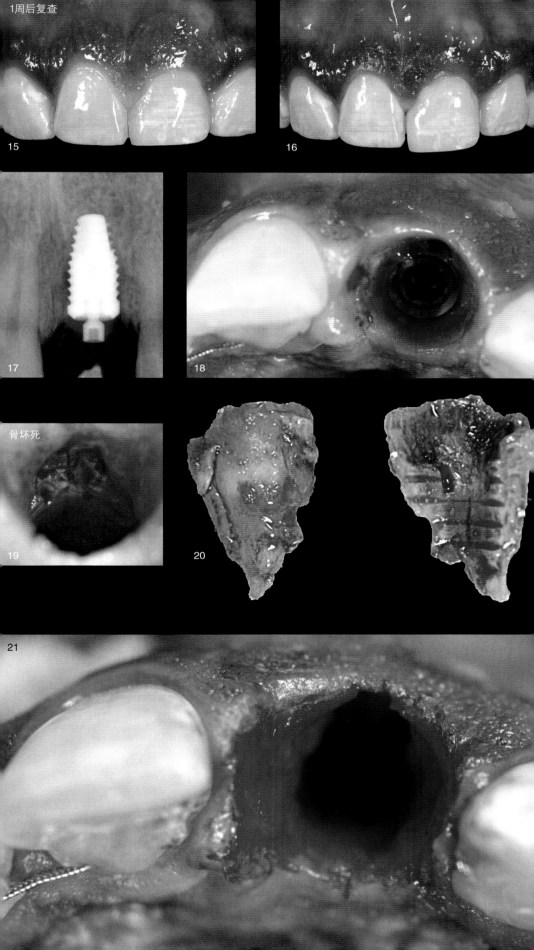

1周后复查

15

16

17

18

骨坏死

19

20

21

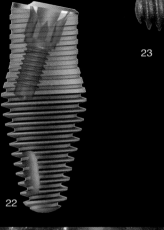

23

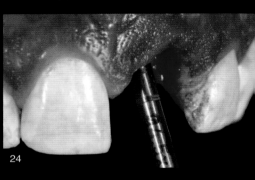

24

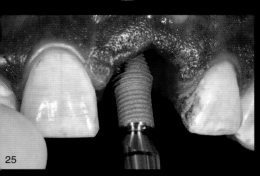

25

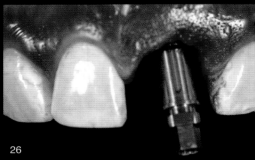

26

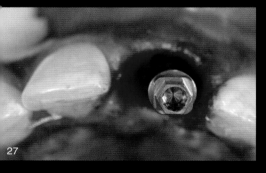

27

期稳定性，需使用带有延长杆的扩孔钻，精确地预备种植窝。行种植窝预备及种植体植入时，选择切缘位置作为参考点（图24）。由于该区域的骨密度较低，属于Ⅲ类骨，因此采用差级备洞的方法，拟植入直径5mm的种植体，种植窝仅预备至4.5mm。在此基础上，植入一颗长度13mm的Inverta IV-DC4012d-5013种植体（Southern Implants），该种植体的尖端1/2为锥形，中部的最大直径为5mm，颈1/2为柱形，直径为4mm，并且修复体平台带有12°的角度校正设计。上述种植体设计能够提升初期稳定性，并为螺丝固位提供角度校正作用（图25~图28）。由于该种植体颈部带有12°的角度校正，需要安装在特定的带有反向角度设计的携带器上（图23）才能进行种植体植入。角度校正设计，能够将最终修复体中央螺丝的开孔位置调整至舌隆突（图

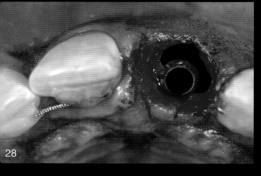

28

基于现有情况，拟选择一个较长的且颈部带有角度校正的种植体来替代原种植体，以使拔牙窝的腭侧骨壁发挥更多的作用（图22，图23）。该病例目前又有拔牙窝根尖的部分骨质能够提供初

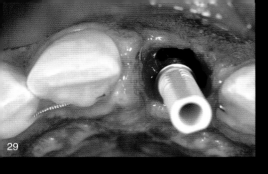

29

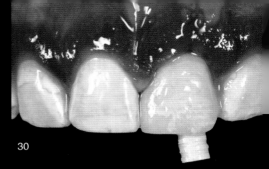

30

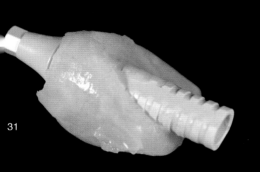

31

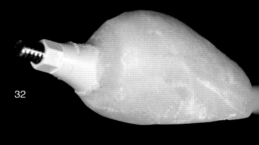

32

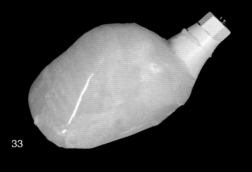

33

27，图28）。携带器上有种植体唇向标识的沟槽，需将其对位于预期修复体的唇侧（图26）。

　　将原有临时修复体的牙冠，用树脂重新连接到一个新的PEEK临时基台上，修整外形轮廓，使其能够对拔牙窝周围的软组织提供良好的支撑，防止软组织塌陷（图29～图34）。将交联胶原膜放入种植体的唇侧，覆盖骨缺损区域，将2型拔牙窝转换为1型拔牙窝（图35～图37）。参照1型拔牙窝的双区管理技术，在膜的

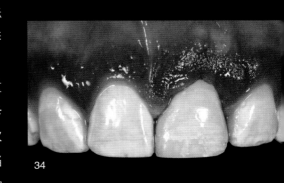

34

腭侧面与种植体的唇侧间隙内，植入小颗粒的矿化同种异体松质骨（图38～图40）。

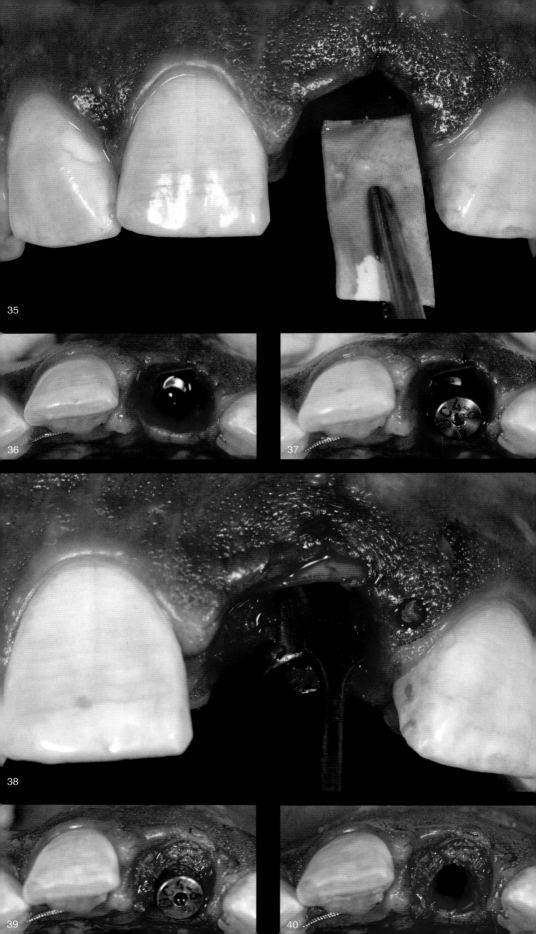

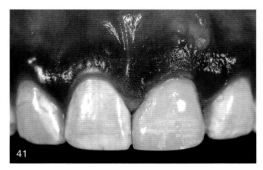 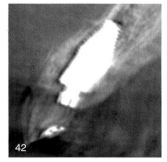 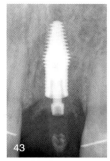

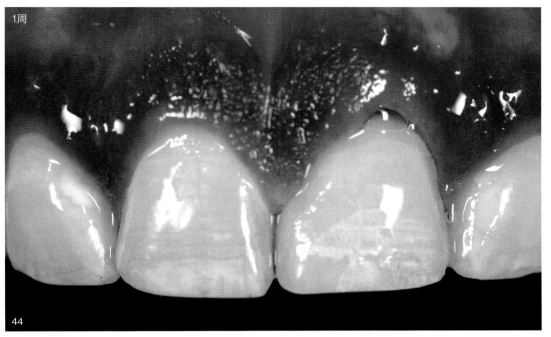

应用双区管理技术填充拔牙窝后，用临时修复体替换愈合基台，以支持和保护植骨材料（图41）。确认临时修复体在牙尖交错位和下颌运动过程中无咬合接触，这对于拔牙后即刻植入的种植体能够形成良好的骨结合非常重要。术后行CBCT检查，可见在种植体与基台结合的位置，唇侧骨壁厚度约为2.4mm（图42）。根尖X线片可见，种植体颈部与邻牙的间距约为3.1mm（图43）。术后嘱患者抗生素治疗1周，5~7天内刷牙要避开手术部位。

术后1周复查，检查伤口愈合情况以及修复体咬合接触情况，可见软组织有轻微开裂及退缩（图44）。术后4个月，对临时修复体的颈缘外形进行修整，使游离龈边缘的软组织能够向切端迁移（图45，图46）。术后6个月，卸下临时修复体，制取终印模之前，使用电刀对游离龈缘进行修整，以实现更为理想的美学效果（图47~图49）。

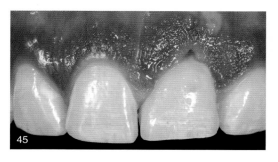

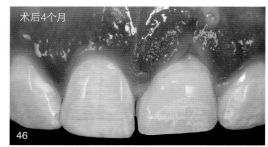

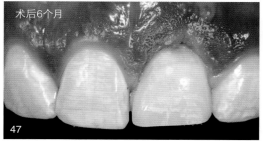

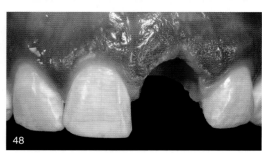

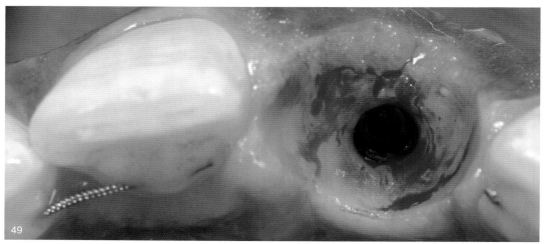

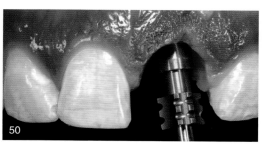

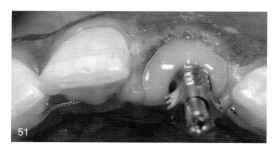

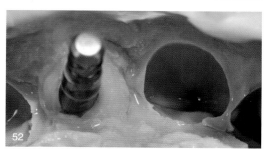

在种植体上安装转移杆，使用流动树脂填充转移杆周围软组织间隙，以复制软组织外形轮廓（图50～图52）。使用电刀修整软组织外形轮廓，以利于软组织愈合（图53，图54）。

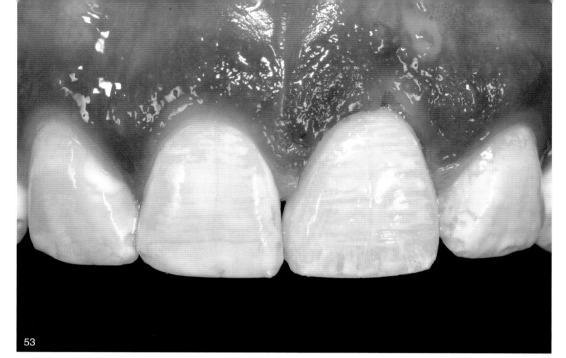

53

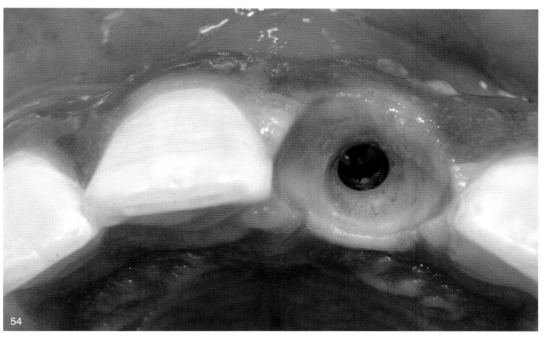

54

　　灌注带有人工牙龈的石膏模型，制作螺丝固位的金属烤瓷修复体（图55～图65）。最终修复体在颜色、质地、大小和外形模仿对侧牙的情况下，两中切牙之间存在间隙，影响美观。对此，为上颌右侧中切牙制作了树脂贴面，以关闭间隙（图66～图72）。贴面最终粘接前，用试色剂进行预粘接（图73～图75）。患者对最终的修复效果非常满意（图76～图80）。

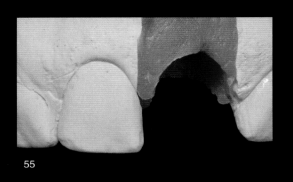

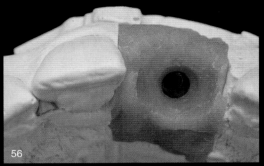

55

56

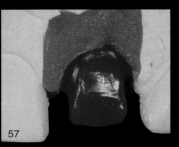

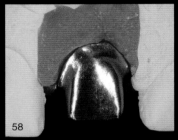

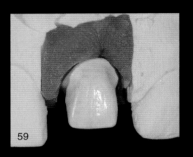

57

58

59

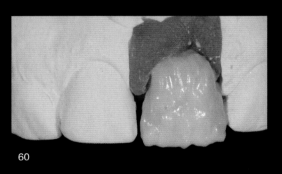

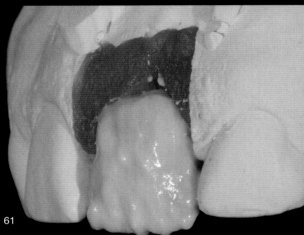

60

61

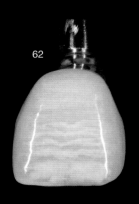

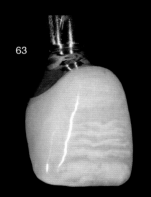

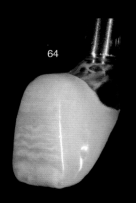

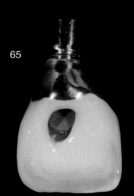

62

63

64

65

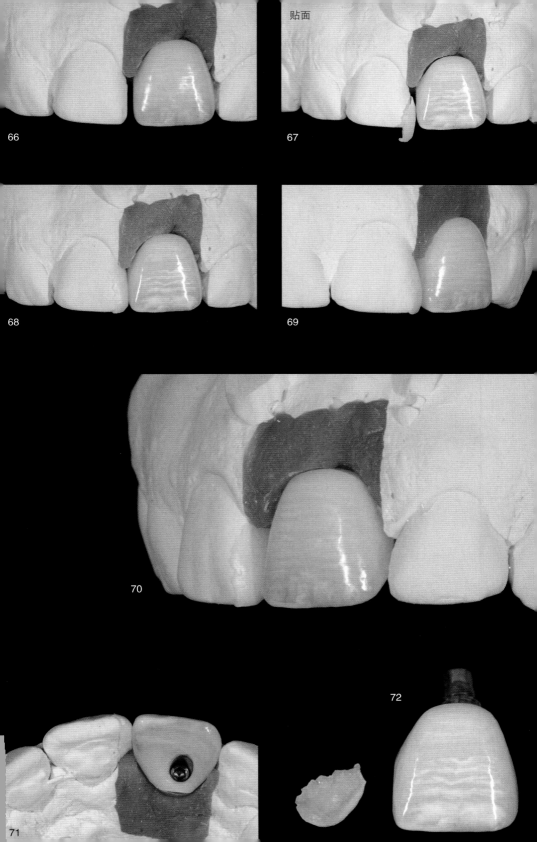

贴面

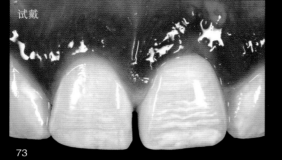
试戴

73

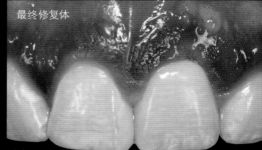
最终修复体

74

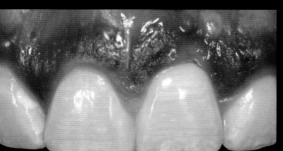

75

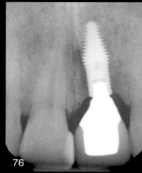

76

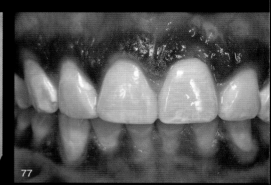

77

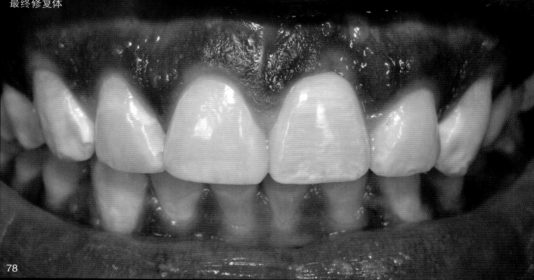
最终修复体

78

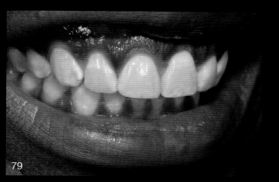

79

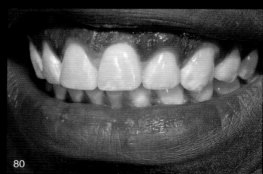

80

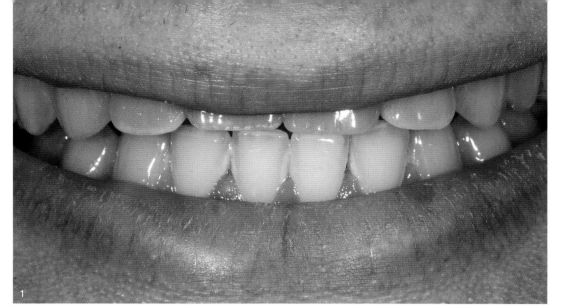

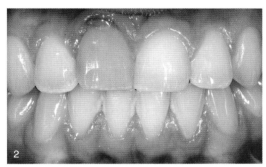

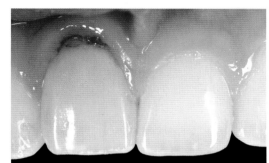

3型拔牙窝

病例9：上颌中切牙唇侧骨板缺失

患者，男性，25岁，上颌右侧中切牙边缘性龈炎，伴有1～2mm的唇侧牙龈退缩，CBCT及根尖X线片可见患牙唇侧骨板缺失，为2c-UU型（图1～图5）。患者为低位笑线，中切牙显露不足，因此治疗方案中包含用贴面延长中切牙长度。

首先去除患牙临床冠，之后按照第2章所述方法，使用锐利的牙龈分离器及牙挺小心地拔除余留残根（图6，图7），可见患牙周围软组织保持完整，但唇侧骨壁缺失（图8～图10）。植入种植体，使

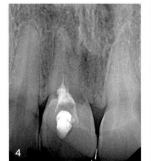

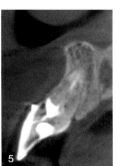

用iShell为软组织提供支撑，使拔牙窝周围软组织外形恢复至拔牙前状态，之后安装PEEK临时基台至种植体，用流动树脂将二者连接起来（图11～图16）。将预

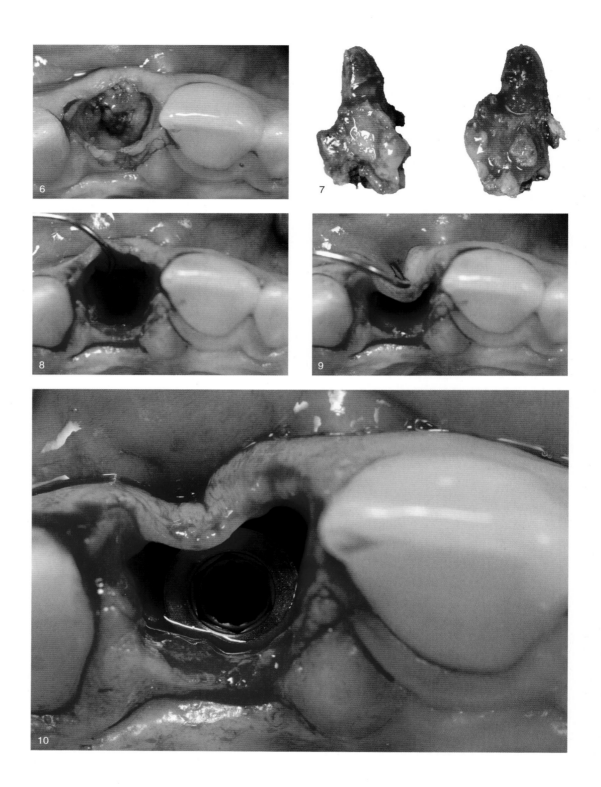

成的树脂贴面粘在PEEK临时基台上，使用流动树脂塑形临时修复体，使其唇侧相对于邻牙略突起，注意脱离咬合接触（图17，图18）。

上述操作中，要注意临时修复体唇面对应于釉牙骨质界区域及其龈缘区域的外形轮廓，应能够允许种植体周围牙龈软组织向冠方迁移（图19~图21）。

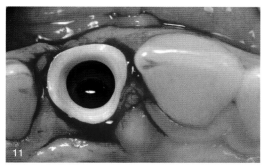

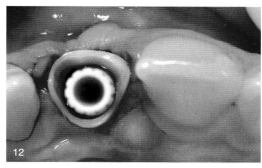

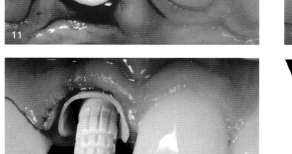

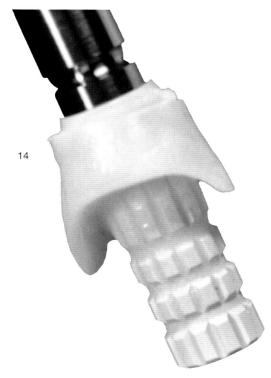

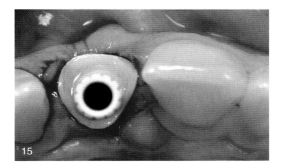

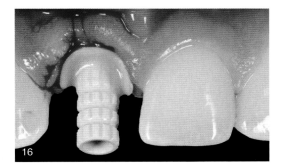

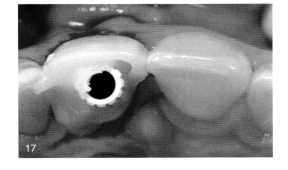

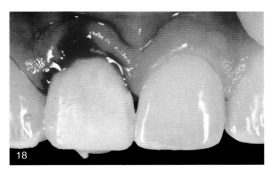

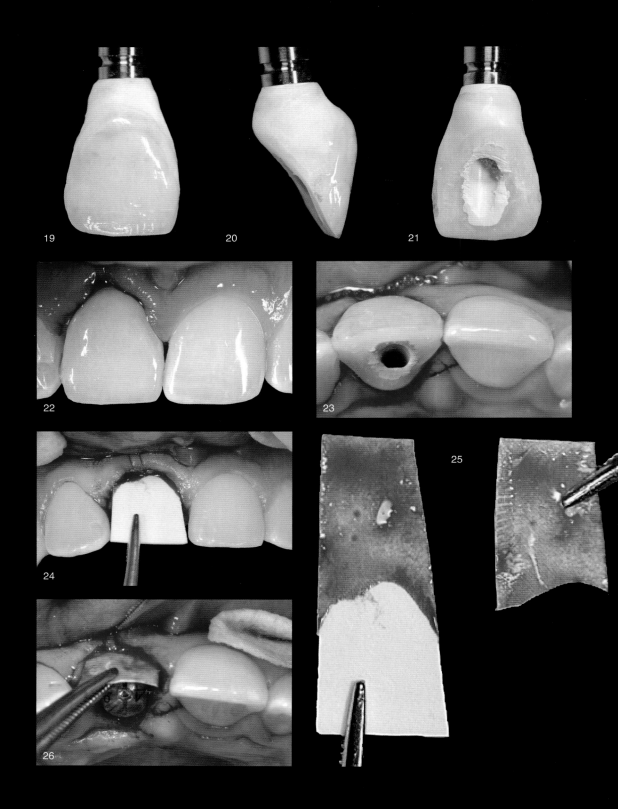

临时修复体就位后需认真评估其美学效果及咬合接触情况（图22，图23）。卸下临时修复体，在种植体上安装较小直径的愈合基台，按照第3章所述方法，

将交联胶原膜放入种植体唇侧，并修剪至游离龈边缘水平，以重建缺失的唇侧骨壁（图24～图26）。在种植体和胶原膜之间，植入小颗粒的矿化同种异体松质骨填

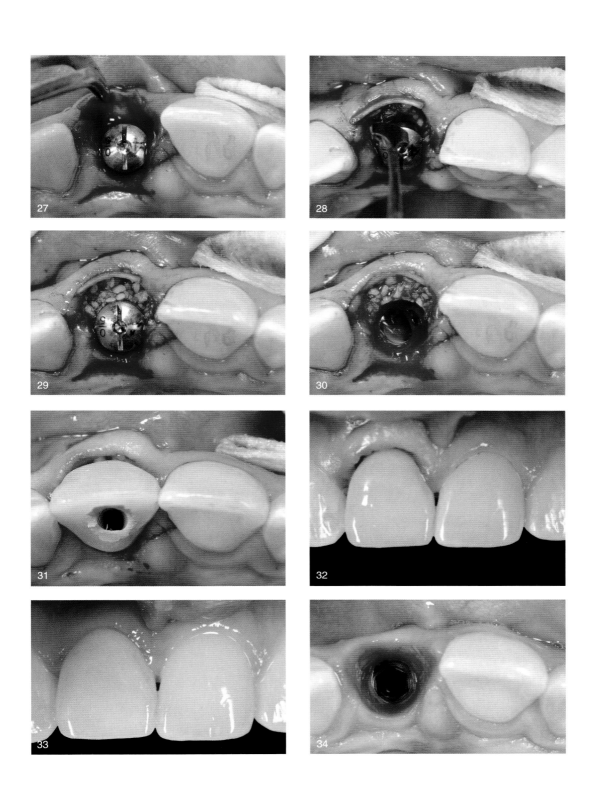

充间隙（图27，图28）。去除愈合基台之前，植骨材料的颗粒应已凝结（图29，图30）。参照第2章方法，重新安装临时修复体，封闭拔牙窝（图31，图32）。

经过8个月的愈合期（图33），卸下临时修复体，可见唇侧的软硬组织得到了良好的恢复重建（图34）。制取种植体水平印模，灌制石膏模型，制作金属烤瓷修复体的金属基底（图35~图38）。

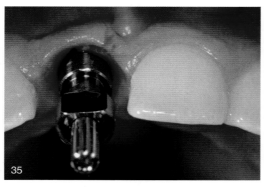

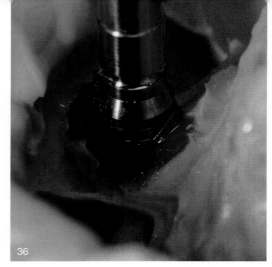

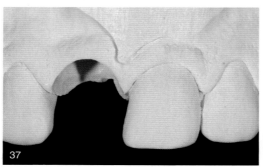

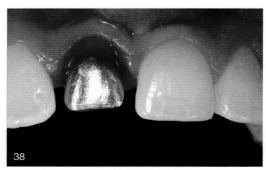

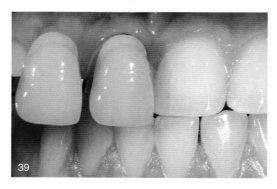

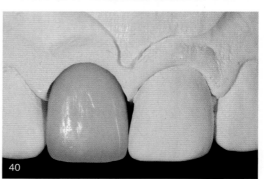

比色后，在金属基底上烤瓷（图39，图40）。

为种植修复体以及对侧天然牙又分别制作了二硅酸锂玻璃陶瓷贴面，用于增加最终修复的切端长度（图41~图44）。口内试戴贴面，评估患者对于切端长度的满意度（图45~图50）。图45显示未使用贴面增加切端长度的修复效果，如果患者不需要增加切端长度，此时即可完成修复；如果患者需要增加切端长度，则进行试色后（图51）完成贴面的粘接。对于螺丝固位的修复体，在技工室进行贴面的粘接，去除多余粘接剂后，完成打磨抛光（图52~图59）。

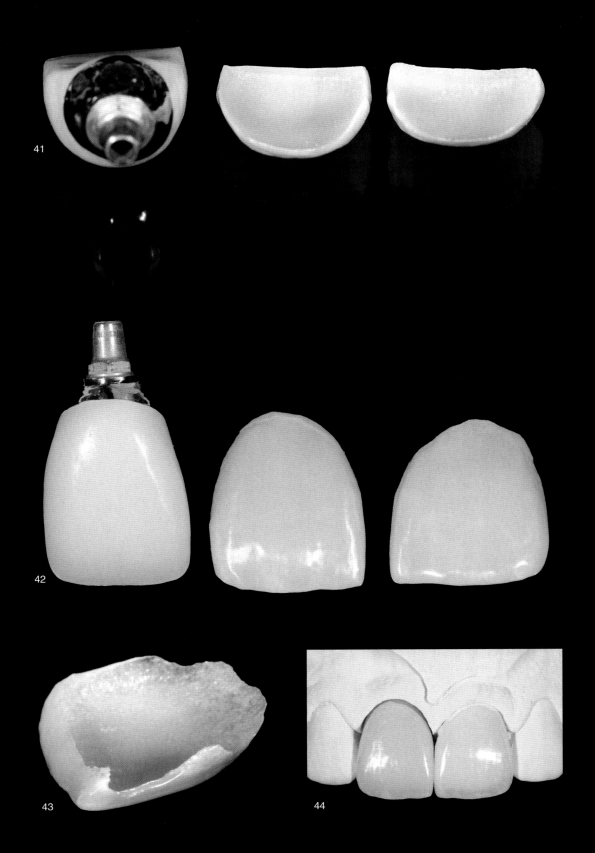

41

42

43   44

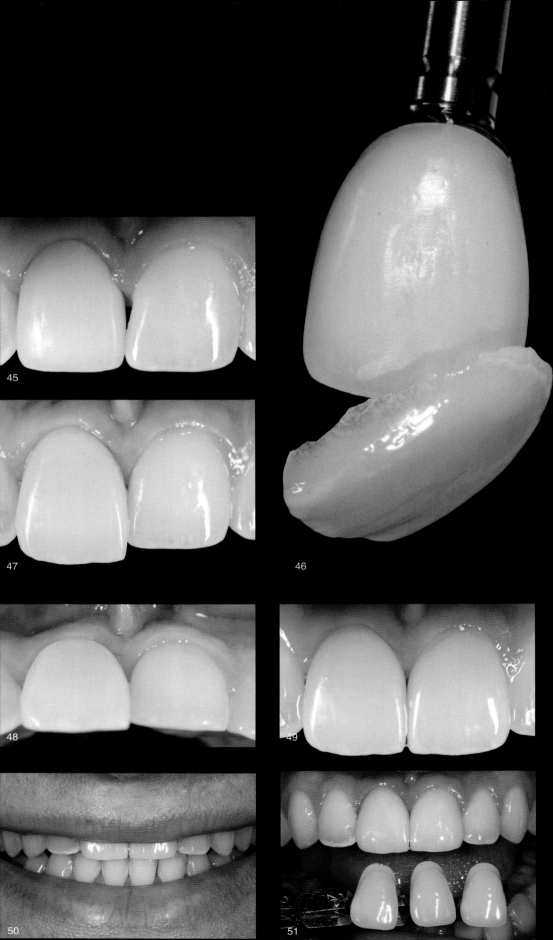

45

46

47

48

49

50

51

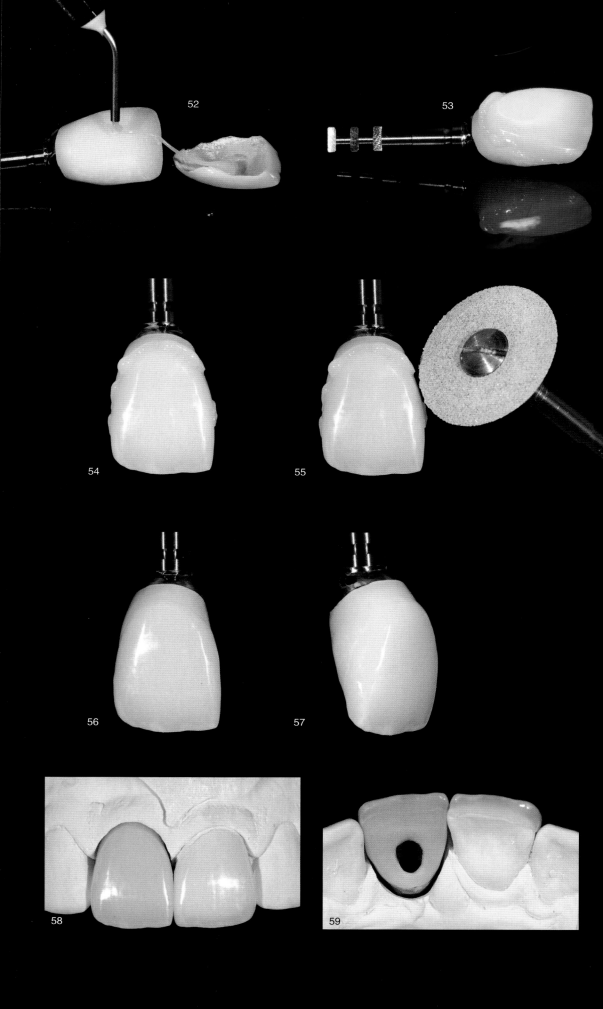

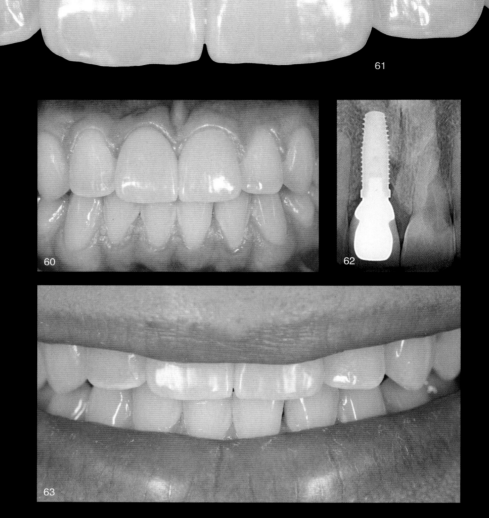

61

60

62

63

最终完成种植修复以及邻牙的贴面
修复，患者对于修复效果非常满意（图
60～图63）。与前面章节讲述的方法相

同，本病例的拔牙、种植外科操作在一次
手术中完成，取得了预期的效果。

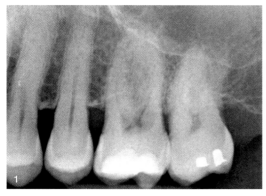

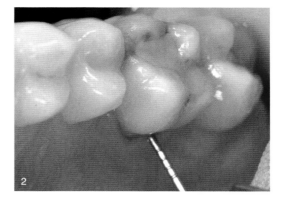

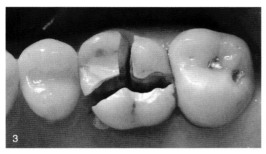

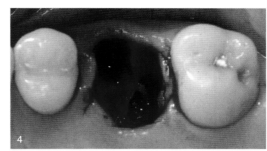

磨牙区

病例10：上颌第一磨牙牙根外吸收

患者，男性，57岁，上颌左侧第一磨牙腭根外吸收（图1，图2）。参照第5章介绍的方法，将患牙分割为3个部分后微创拔除（图3~图5）。彻底清理拔牙窝，可见拔牙窝属于第5章所描述的C型。在拔牙窝内植入一颗超大直径的种植体（MAX，Southern Implants），种植体与拔牙窝侧壁能够贴合（图6~图8）。参照第2章所述方法，使用iShell制作个性化愈合基台（图9~图14）。制取印模进行正式修复之前，有4个月的愈合期（图15~图18）。最终修复为基于钛基底的螺丝固位全瓷一体冠（图19，图20）。

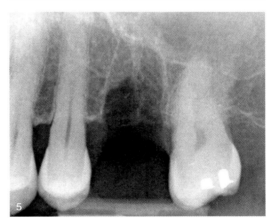

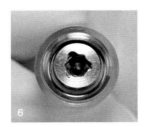

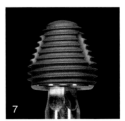

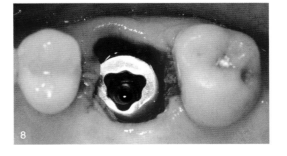

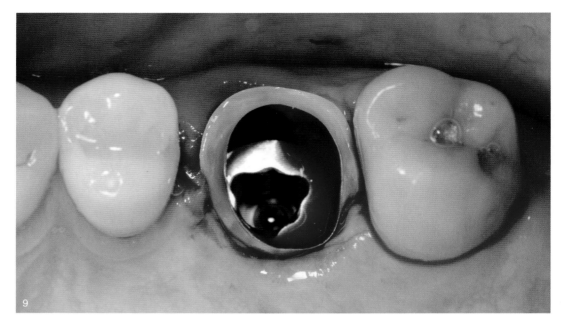

9

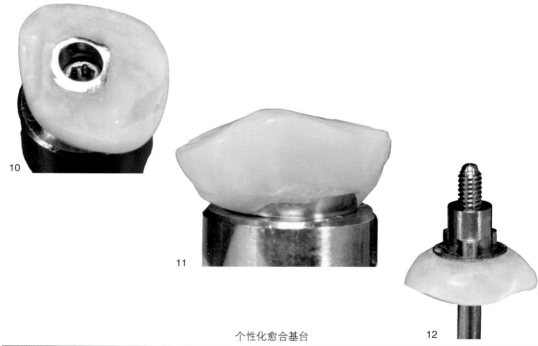

10

11

12

个性化愈合基台

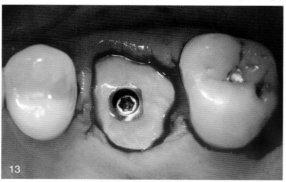

13

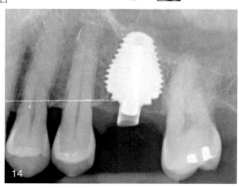

14

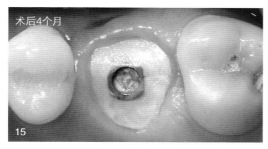

术后4个月

15

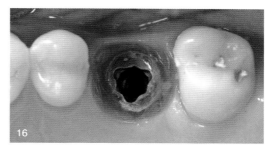

16

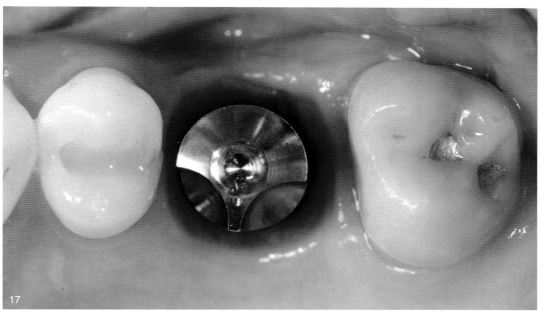

17

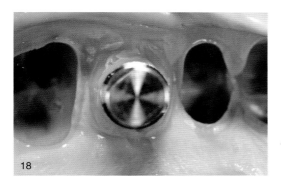

18

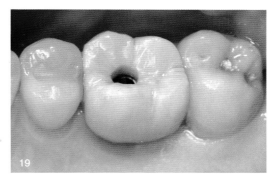

19

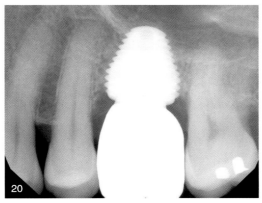

20

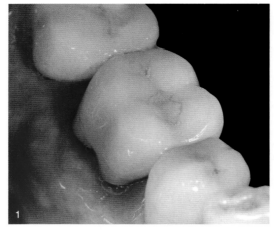

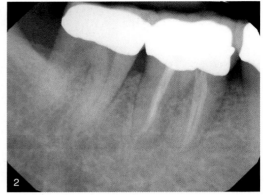

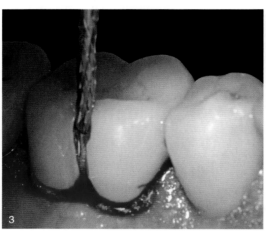

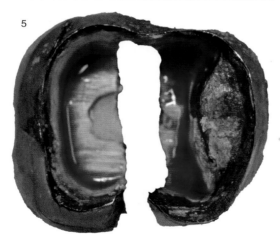

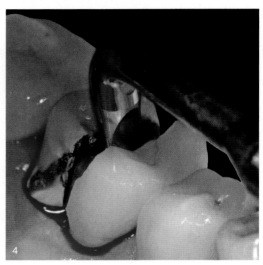

病例11：下颌第一磨牙牙根纵折

患者，男性，68岁，下颌右侧第一磨牙有根管治疗史，目前有叩痛症状（图1，图2）。X线片可见患牙远中根有垂直向折裂线（图2）。打磨并去除原金属烤瓷修复体（图3～图5），可见患牙远中根有颊舌向折裂线（图6）。不翻瓣的条件下，将患牙分根，微创拔除（图7～图14）。彻底清理拔牙窝中残余的肉芽组织后（图15，图16），即刻植入一颗8.0mm×10.0mm超宽直径的锥形种植体（BioHorizons），植入扭矩为40Ncm（图17～图21）。

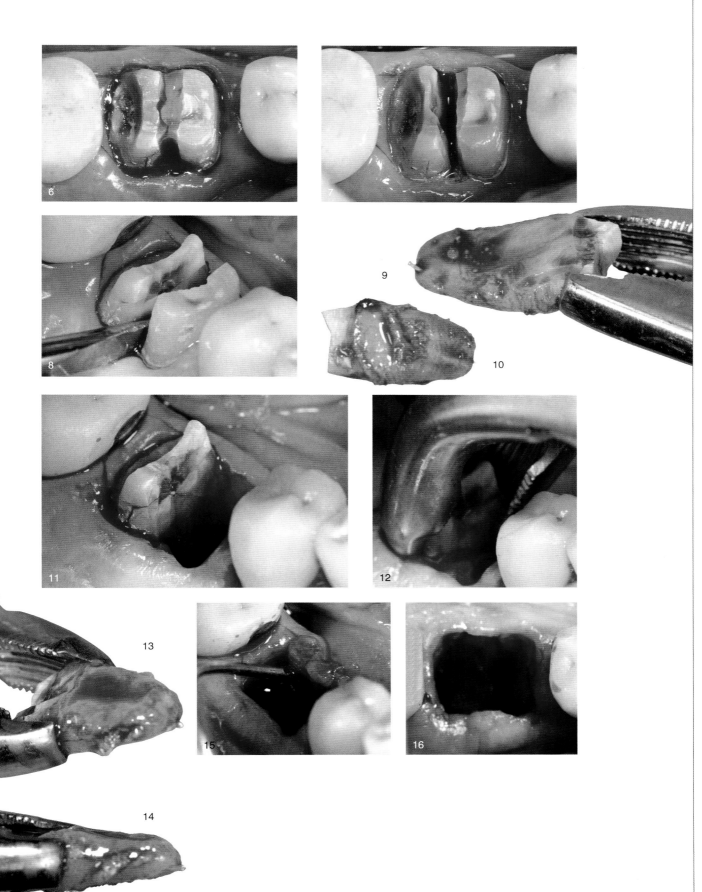

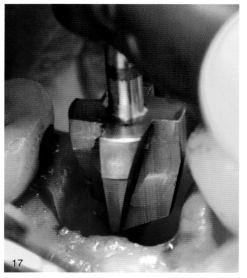

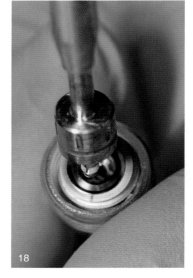

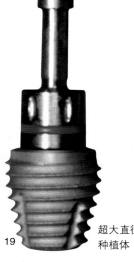

超大直径
种植体

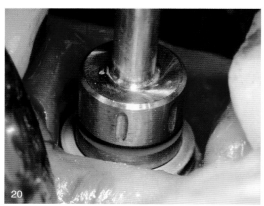

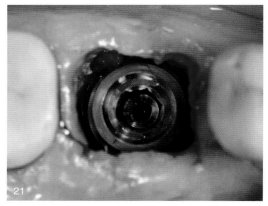

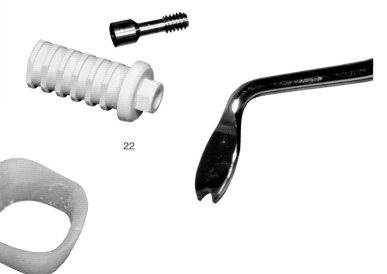

用iShell支撑恢复种植体周围的软组织形态。首先分别将iShell和PEEK临时基台就位试戴（图22~图24），经调改确认二者无相互干扰能完全就位后，用少量自凝树脂将二者连接固定（图25~图29）。口内连接时不需要将树脂完全填满临时基台周围间隙（图30~图32），将固定连接好的iShell与临时基台从口内取出，在口外安装在种植体替代体上，用自凝树脂填充剩余间隙（图33~图36）。将临时基台截短，避免影响咬合，之后打磨抛光，完成个性化愈合基台制作，经清洁、消毒后，准备口内试戴（图37~图39）。

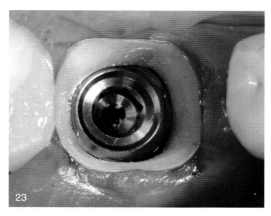

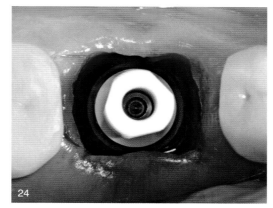

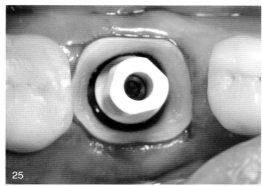

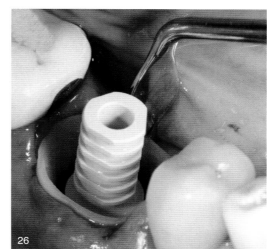

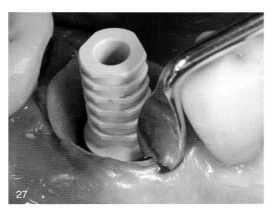

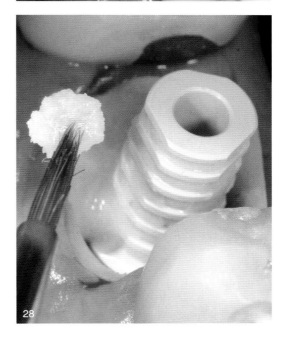

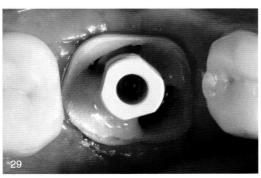

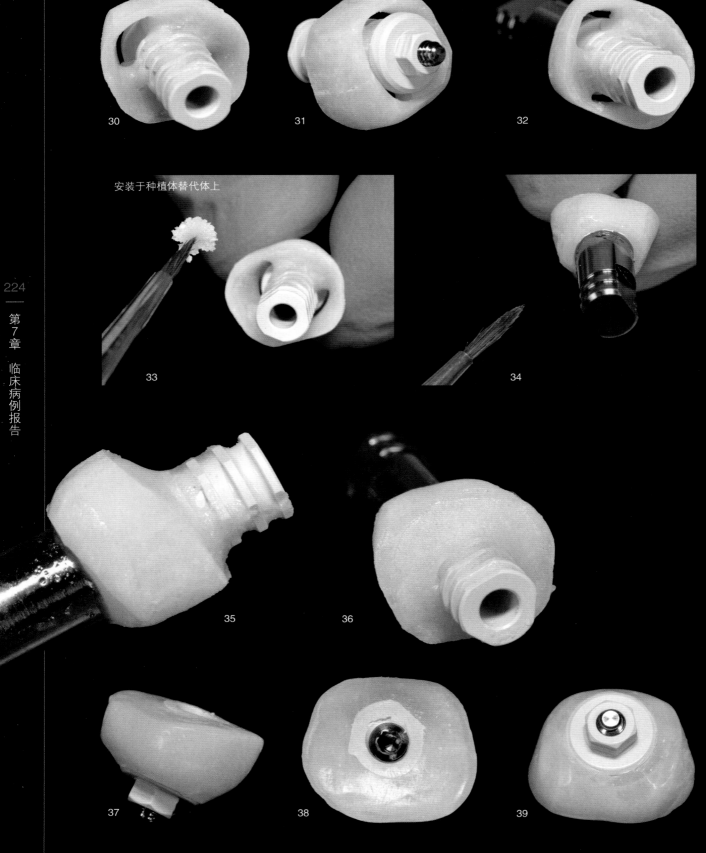

30

31

32

安装于种植体替代体上

33

34

35

36

37

38

39

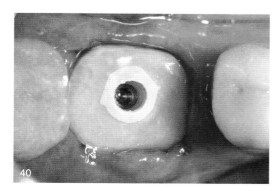

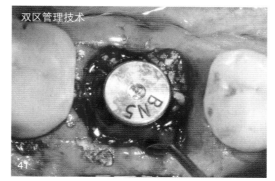

双区管理技术

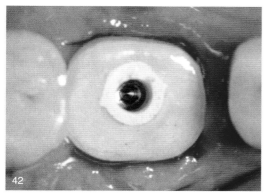

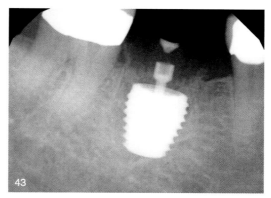

术后1周

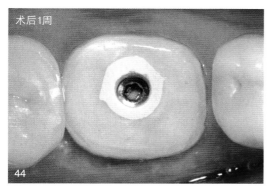

术后3个月

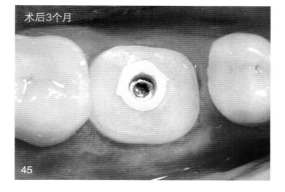

　　个性化愈合基台口内试戴，确认能够获得较好的软组织支撑，之后再次取下，在种植体上安装愈合基台，按照双区管理技术，进行后续的植骨（图40，图41）。重新安装个性化愈合基台，用于在此后3个月的愈合期内固定和保护植入材料（图42，图43）。术后1周和3个月复查，可见愈合良好（图44，图45）。3个月后制取种植体水平印模，制作基于钛基底的螺丝固位全瓷一体冠（图46～图50）。最终修复体就位，X线片确认就位情况后，中央螺丝加力至32Ncm，垫小棉球或聚四氟乙烯带后，以复合树脂封闭螺丝通道（图51～图53）。最终修复后可见患牙原有的颊侧牙龈外形轮廓得以保留，降低了食物嵌塞的可能。

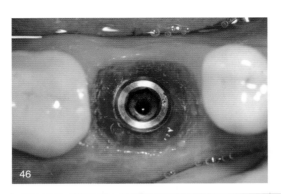

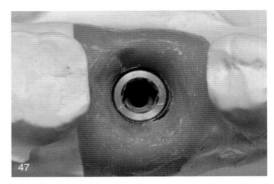

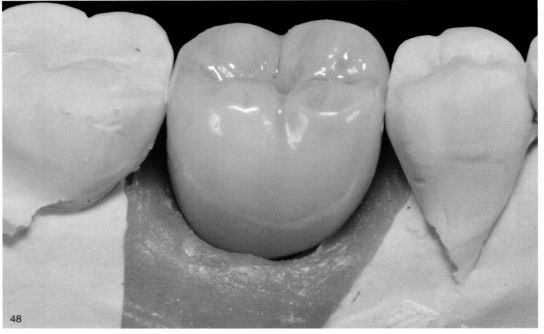

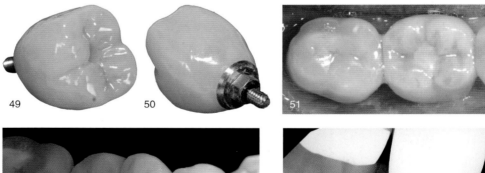

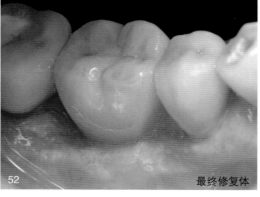

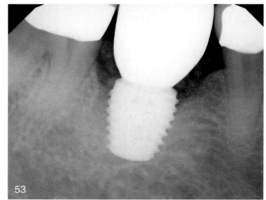

最终修复体